全国中等医药卫生职业教育"十二五"规划教材

医院药学概要

（供药剂及相关专业用）

主　编　江志萍（山东省青岛卫生学校）

副主编　聂建军（南阳医学高等专科学校）

　　　　张万隆（北京卫生职业学院）

编　委　（以姓氏笔画为序）

　　　　白　勇（郑州市卫生学校）

　　　　白　琼（哈尔滨市卫生学校）

　　　　张海荣（青岛市市立医院）

　　　　林爱群（山东省青岛卫生学校）

　　　　胡清宇（山西药科职业学院）

中国中医药出版社

·北京·

图书在版编目（CIP）数据

医院药学概要／江志萍主编 . —北京：中国中医
药出版社，2013.8（2020.4 重印）
全国中等医药卫生职业教育"十二五"规划教材
ISBN 978-7-5132-1508-4

Ⅰ . ①医…　Ⅱ . ①江…　Ⅲ . ①医院－药政管理－中等
专业学校－教材　Ⅳ . R95

中国版本图书馆 CIP 数据核字（2013）第 131129 号

中 国 中 医 药 出 版 社 出 版
北京经济技术开发区科创十三街31号院二区8号楼
邮政编码　100176
传真　010 64405750
山东润声印务有限公司印刷
各地新华书店经销

＊

开本 787×1092　1/16　印张 12　字数 267 千字
2013 年 8 月第 1 版　2020 年 4 月第 2 次印刷
书　号　ISBN 978 – 7 – 5132 – 1508 – 4

＊

定价　35.00 元
网址　www.cptcm.com

前　言

"全国中等医药卫生职业教育'十二五'规划教材"由中国职业技术教育学会教材工作委员会中等医药卫生职业教育教材建设研究会组织，全国120余所高等和中等医药卫生院校及相关医院、医药企业联合编写，中国中医药出版社出版。主要供全国中等医药卫生职业学校护理、助产、药剂、医学检验技术、口腔修复工艺专业使用。

《国家中长期教育改革和发展规划纲要（2010－2020年）》中明确提出，要大力发展职业教育，并将职业教育纳入经济社会发展和产业发展规划，使之成为推动经济发展、促进就业、改善民生、解决"三农"问题的重要途径。中等职业教育旨在满足社会对高素质劳动者和技能型人才的需求，其教材是教学的依据，在人才培养上具有举足轻重的作用。为了更好地适应我国医药卫生体制改革，适应中等医药卫生职业教育的教学发展和需求，体现国家对中等职业教育的最新教学要求，突出中等医药卫生职业教育的特色，中国职业技术教育学会教材工作委员会中等医药卫生职业教育教材建设研究会精心组织并完成了系列教材的建设工作。

本系列教材采用了"政府指导、学会主办、院校联办、出版社协办"的建设机制。2011年，在教育部宏观指导下，成立了中国职业技术教育学会教材工作委员会中等医药卫生职业教育教材建设研究会，将办公室设在中国中医药出版社，于同年即开展了系列规划教材的规划、组织工作。通过广泛调研、全国范围内主编遴选，历时近2年的时间，经过主编会议、全体编委会议、定稿会议，在700多位编者的共同努力下，完成了5个专业61本规划教材的编写工作。

本系列教材具有以下特点：

1. 以学生为中心，强调以就业为导向、以能力为本位、以岗位需求为标准的原则，按照技能型、服务型高素质劳动者的培养目标进行编写，体现"工学结合"的人才培养模式。

2. 教材内容充分体现中等医药卫生职业教育的特色，以教育部新的教学指导意见为纲领，注重针对性、适用性以及实用性，贴近学生、贴近岗位、贴近社会，符合中职教学实际。

3. 强化质量意识、精品意识，从教材内容结构、知识点、规范化、标准化、编写技巧、语言文字等方面加以改革，具备"精品教材"特质。

4. 教材内容与教学大纲一致，教材内容涵盖资格考试全部内容及所有考试要求的知识点，注重满足学生获得"双证书"及相关工作岗位需求，以利于学生就业，突出中等医药卫生职业教育的要求。

5. 创新教材呈现形式，图文并茂，版式设计新颖、活泼，符合中职学生认知规律及特点，以利于增强学习兴趣。

6. 配有相应的教学大纲，指导教与学，相关内容可在中国中医药出版社网站

（www. cptcm. com）上进行下载。本系列教材在编写过程中得到了教育部、中国职业技术教育学会教材工作委员会有关领导以及各院校的大力支持和高度关注，我们衷心希望本系列规划教材能在相关课程的教学中发挥积极的作用，通过教学实践的检验不断改进和完善。敬请各教学单位、教学人员以及广大学生多提宝贵意见，以便再版时予以修正，使教材质量不断提升。

中等医药卫生职业教育教材建设研究会

中国中医药出版社

2013 年 7 月

编写说明

《医院药学概要》是根据"全国中等职业教育教学改革创新工作会议"的精神，为适应我国中等医药卫生职业教育发展的需要，全面推进素质教育，培养21世纪技能型高素质劳动者，由中国职业技术教育学会教材工作委员会中等医药卫生职业教育教材建设研究会组织编写的"全国中等医药卫生职业教育'十二五'规划教材"之一。本教材主要适用于中等职业学校药剂及相关专业学生，也可作为医院药学技术人员上岗培训教材和药品生产经营、药品监督管理人员的参考读物。

医院药学概要是药剂专业一门重要的专业综合性课程，主要培养学生掌握从事药学业务性工作所需的基本知识和基本技能，为增强继续学习和适应职业变化奠定基础。本教材编写贯彻"合理确定教学内容，精彩展现教学内容"的编写思路，做到实用、够用、能学、会做，重在培养学生的职业岗位能力。教材内容适应医院药学发展的新形势，尽量缩短教学与实际的距离，相关的内容避免出现"遗漏"或者"过多"、"过深"、"过难"，在每一章正文内容之前设引导案例，摒弃先提出概念或原理、再推理论证、最后举例说明等传统的编写思路，采用在明确教学对象今后的就业岗位和该岗位要求员工的职业能力基础上，通过案例引入及简单分析写出解决问题的方法与过程。

全书共分9章，包括绪论、医院药学管理、医院药品调剂技术与技能、医院制剂、医院药品采购与仓储管理、临床药学、药学服务与咨询、社会药学、医院药学信息服务。为了增强学生学习的目的性、自觉性及教材内容的可读性、趣味性，激发学生学习的主动性，在教材中设立了"课堂互动"、"知识链接"、"本章小结"、"药师及执业药师考试点"、"同步训练"等模块。同时，为了使理论教学与实际教学紧密联系，安排了实训教学的内容，供各校在教学中选用。

本教材的编写工作是在中等医药卫生职业教育教材建设研究会领导下进行的。教材的编委有多年从事医院药学工作同时承担学校教学工作的教师，也有在学校从事多年医院药学教学研究的教师。编写分工如下：聂建军老师编写第一章和第三章；张万隆老师编写第二章；江志萍老师编写第四章；张海荣老师编写第五章；白勇老师编写第六章；胡清宇老师编写第七章；白琼老师编写第八章；林爱群老师编写第九章。在教材的编写过程中得到编委所在学校的大力支持，在此表示感谢。

由于本书编者的水平有限，书中错误在所难免，恳请读者提出宝贵意见，以便再版时修订提高。

《医院药学概要》编委会
2013 年 7 月

目 录

第一章 绪 论

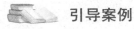 **引导案例**

　　某卫生学校药剂专业学生张某毕业后在一家县医院门诊药房找到一份工作。一天，张某下班回家的路上，碰到了李阿姨。李阿姨对小张在县医院药房上班表示祝贺，问小张以前邻居老王在县医院药房上班就是进进药卖卖药，同百货商店差不多，为啥老王的女儿大学毕业后也在县医院药房上班，整天却在病房忙忙碌碌，接触病人。小张给李阿姨进行了解释，但李阿姨仍然有些不明白。

　　问题

　　(1) 张某和老王女儿从事的工作各属于医院药学的哪一项内容？现代医院药学的任务有哪些？

　　(2) 张某所在医院的医院药学发展到什么阶段？有何重要性？

　　随着我国医疗事业的不断发展，医院药学逐步为人们所重视，明确其概念和任务是摆在当今药学工作者面前的重要任务。

第一节　医院药学的概念和任务

一、医院药学的概念

　　医院药学是以药学基本理论为基础，运用现代科学管理的理论和方法，研究医院药学业务工作的实践经验和活动规律，以保证患者安全、有效、经济、适时用药，提高患者生命质量的综合性、应用性边缘学科。它包括药品的调剂、制剂、临床药学、药物研究、药品检验与质量控制、药物信息、药学的科研与教学、药学人才的培养及各类药学人员职责确定等内容。医院药学既不同于药剂学、药理学、药物化学等自然科学性质的药学分支学科，亦不同于管理药学、社会药学和行为药学、药物经济学等具有社会科学性质的药学分支学科。近年来，国内、外医院药学工作有了突飞猛进的发展，从单一供应型逐渐向科技服务型转变。医院药学机构由过去的药剂科逐渐发展成为由若干个专业科室组成的药学部或药学科，使之更适应当今医院药学的需要，满足当代医院药物治疗的需要。

医院药学具有以下特点：一是内容广泛性，在医院环境中有关药学专业领域内各项业务均包含在内。二是综合实用性，医院药学是应用学科，在为患者治疗的统一目标下，将药理学、药剂学、药物经济学、临床药学、管理药学、药动学、药物治疗学等药学各专业学科综合应用，为患者服务。三是与患者直接相关性，医院药学直接面向患者，它与工业药学、基础药学的最大差别即在于此，它不仅要为治愈患者、减轻患者的痛苦提供治疗依据，而且要为改善人类生活质量作出贡献。近年来，国内外药学界提出的直接面向患者的药学服务，就是对药学专业提出的更高要求。

二、现代医院药学的任务

（一）医院药品供应保障

医院药品调剂、采购、储存及养护、制剂及药品检验业务，长期以来在治疗患者疾病、保证人民健康方面发挥了积极的作用。

1. **药品调剂业务** 调剂工作是医院药学的重要工作之一。主要包括处方调配、处方审核、药学咨询服务，为医院评价药物利用状况、提高调剂工作质量、促进合理用药提供依据。

2. **药品的采购、储存及养护** 即医院药学部门按临床治疗需要，提出计划，充分调研并采用科学的管理措施，采购疗效好、质量优、价格廉的医药产品。同时，控制药品的库存量和维护药品所处环境，以保证合格药品通过医院计算机网络系统有计划地下发到各用药部门。

3. **医院制剂** 医院制剂是医院药学不可缺少的组成部分，它不仅是医院临床治疗的需要，而且是医药科研的重要基地。它是自配、自用、市场没有供应而本院特有的创新制剂，制剂配方来源于临床并经过长期的临床检验。

4. **药品检验业务** 医院药品检验业务，主要通过对生产药品的质量检查和购进药品的质量抽检，保证患者用药安全、有效。

为了确保药品质量，防止不合格药品用于病人，保证用药的安全、合理、有效，药检工作一般由药剂科的药检室承担。建立健全药品的检验规范和检查制度对保证药品质量是必不可少的。药品检验人员不仅要对自制制剂严格把关，而且对购进的质量可疑的药品也应进行抽验、检查。

5. **静脉用药集中调配** 是指医疗机构药学部门根据医师处方或用药医嘱，经药师进行适宜性审核，由药学专业技术人员按照无菌操作要求，在洁净环境下对静脉用药物进行加药混合调配，使其成为可供临床直接静脉输注使用的成品输液的操作过程。实行静脉用药集中调配，不仅能使临床用药合理，避免发生用药配伍禁忌，更能避免在普通环境下配制静脉药物发生细菌和不溶性微粒污染。目前，卫生部要求三级医院的肠外营养液、危害药品静脉用药必须实行集中调配供应，逐步开展其他静脉用药集中调配，鼓励有条件的二级医院开展此项业务。

（二）临床药学和药学服务

临床药学是医院药学的重要组成部分，是药学与临床相结合，直接面向患者，以病人为中心，研究与实践临床药物治疗，提高药物治疗水平的综合性应用学科。它强调以患者为中心，为医护人员、患者合理用药提供技术服务为主要任务。如药师深入临床，参与药物治疗；对重点药物进行血药浓度监测；对药品不良反应收集、报告和分析，对药学情报收集、整理、传递等，对减少药源性疾病的发生和药物利用评价研究有十分重要的意义。药学服务是在临床药学的基础上发展而来。它的服务对象不仅包括医院的患者、医生、护士，还面向整个社会，为社区居民提供全面的、全方位的药学服务，关心全体公众的身心健康。

（三）科研与教学

密切结合临床开展科研和技术革新是提高药品质量、满足临床需要的重要途径，因此，药学部(科)应选择临床应用广泛、质量好的品种开展药效学、药物动力学、生物利用度、药品不良反应监测、药物评价及剂型改革、提高药物疗效的课题研究。

此处，医院药学部(科)应搞好药学教学，完成大、中专医药院校学生的实习教学工作；搞好药学人员的继续教育，使在职人员不断吸收新知识、新理论和新技术，跟上药学发展的形势。

三、医院药事管理

医院药事管理又称医疗机构药事管理。它是对医院药学实践进行计划、组织、人员配备、领导和控制，并以合理的人力、财力、物力的投入取得最佳的工作效率、药物治疗效果和经济效益。传统的医院药事管理主要是对采购、储存、配制、检验、分发药品的管理及药品的经济管理，即对物的管理。随着药学事业的不断发展，对物管理的工作重心逐步转为以病人为中心。2011年卫生部颁布的《医疗机构药事管理规定》中将医疗机构药事管理定义为："医疗机构以病人为中心，以临床药学为基础，对临床用药全过程进行有效的组织实施与管理，促进临床科学、合理用药的药学技术服务和相关的药品管理工作。"

目前，医院药事管理的研究特点是以病人为中心，以管理学和行为科学为基础，研究医院药事管理因素、环境因素与保证病人用药安全、有效、合理之间的关系。

课堂互动

讨论已学过的药学知识在医院药学工作中的作用、意义。

第二节 医院药学的发展

美国医院药学一直在医药界处于领先地位，其发展粗略地分为以药品供应为中心的传统医院药学阶段，参与临床用药实践、促进合理用药为主的临床药学阶段和更高层次的以患者为中心、强调改善患者生命质量的药学服务阶段。包括我国在内的医院药学也大体经过这三个阶段，只是发展早晚的区别。

一、传统医院药学阶段

传统医院药学阶段是指 1960 年代以前的医院药学时期。当时现代制药尚未发展，药学工作以社区药房为主，药师通常自己开设药房，自行调配药品，指导病人用药，其经营模式类似于现今的个体零售药店。随着制药工业的发展和正规药学教育体系的建立，医院药师制度逐渐建立，社区药房转向以调配处方为主，并在医院内进行药剂合成配制工作。药学工作开始逐渐分为社会药房和医院药房两大体系。特别是从 1950 年开始，医院药房工作开始多元化，药师不仅按医生处方配药，还参与医院的经营管理。但在当时状况下，医院药学主要以辅助医生工作为主，无论社区药房还是医院药房，药师仍以药品为中心开展各项工作。

二、临床药学阶段

自 1960 年开始，美国药学教育界提出医院的药学工作最终目的是帮助公众安全用药，开始将服务出发点从药品延伸至使用药品的患者身上，考虑公众对医院药学服务的需求。药学工作由此开始进入以安全用药为中心的临床药学阶段。美国临床药学委员会认为："临床药学是一种药学工作，药师的责任是以药学专业知识和技能照顾患者，以确保患者在用药上的安全性和合理性。"为适应临床药学教育发展，满足医院药学服务中对临床药学人才的需求，美国的药学教育开始实施 6 年制的药学博士（Pharm. Dr）和 4 年或 5 年制的药学学士（B. S）制度。拿到药学学士学位的药师只能担任一般药师的工作，而在医院担任临床药师者按要求均为药学博士，从技术上保障了临床药学服务的质量。医院内的临床药师需要与医师一起巡视患者，协助制定患者的药物治疗方案，直接对用药方案提出个体化建议。对患者可能出现的不良反应及药物相互作用提出个体化讨论，体现了临床药师在临床用药中的指导作用。

我国的医院药学起步较晚，但发展很快。1991 年，卫生部首次规定三级医院必须开展临床药学工作。在各大医院临床治疗药物监测、药学情报服务、患者用药咨询服务、药品不良反应监测和报告业务相继开展，药学相关学科如临床药物治疗学、药物流行病学、药物经济学、临床药动学、临床药理学也同步迅速建立和发展。临床药学是医院药学的重点内容，医院开展临床药学大大推动了医院药学的发展。

三、药学服务阶段

药学服务阶段是药学工作的最新发展阶段。药学服务的概念最早是由美国佛罗里达大学药学院的著名教授 Hepler 和 Strand 于 1989 年正式提出，药学服务即提供负责的药物治疗，以实现改善患者生存质量的既定结果，即药师要应用药学专业知识，为公众包括医务人员、患者及家属提供药物使用、药物选择、药品不良反应预防等方面的指导，使药物的治疗更加安全有效、经济合理，提高和改善人类生活质量。

我国在 20 世纪 90 年代初接受了药学服务的概念，其内涵与药学保健、药学监护、药疗保健、药师照顾、药学关怀是一致的。国内学者鉴于我国的国情，在学习、借鉴国外经验的基础上，提出"全程化药学服务"的新理念，提出在整个卫生医疗保健过程中，包括预防保健、药物治疗前、药物治疗过程中以及治愈后恢复等时期，围绕提高生命质量这一目标，直接为公众提供有责任的、与药物相关的服务。

第三节　医院药学在医院的地位和作用

随着医学事业的发展，先进的仪器设备和技术进入临床，使疾病诊断正确率和手术的成功率大大提高，但诊断后患者很大程度上还是依赖药物治疗。而新药的不断涌现，临床药学在中国尚未普遍开展，药学信息服务的限制，以及医院医生治疗疾病尚需经验用药，使医院因用药不当致死、致残、致病的数量相当惊人，不仅给患者的生理和心理上造成痛苦，还造成卫生资源的巨大浪费。因此，亟待使医院药学事业能够更快速地发展，以提高医院治疗疾病的整体水平。

从医院药学由"药品的供应保障"向"临床药学"和"药学服务"转化的发展，我们可以看到医院药学的工作重心从"药物"转移到"人"。医院药学不仅可以提供安全、有效的药品，为提高医院治疗疾病水平提供物质保证，而且通过临床药学的研究直接面对患者、医务人员和广大公众，为其提供合理用药等药学技术服务，这将大大提高医院的药物治疗水平和患者的生存质量。因此，医院药学工作是医疗质量的重要保证。

医院药学工作是医院服务的窗口，药学人员的业务技术水平、职业道德的水准，能够反映医院的整体管理水平，代表医院的风貌。医院药品收入是医院经济的重要来源，据统计，在医院的全部资金中，药品和制剂的收入约占 50% 左右，医院药学对医院生存和发展起到了极其重要的作用。

第四节　优良药房工作规范

为了不断地以高标准为病人的利益和社会服务，必须通过发展专业、充分发挥药师的作用来达到更好的效果，国际药学联合会（FIP）于 1992 年制订优良药房工作规范（Good Pharmacy Practice，GPP），希望各国政府和药学组织以此作为本国制订 GPP 的依据。制订 GPP，就是要努力通过发展和提高药师自身药学专业技术，不断提高药学服务质量，促进健康，促进病人自我保健，正确提供药品及其他医疗用品，改善处方行为及药品使用，并使其得到最好、最合理的利用，达到高标准为病人和消费者利益服务的基本目的。GPP 是衡量药师为病人或消费者服务的标准，即药师在药品供应、促进健康、提高病人自我保健和改善处方质量等活动中贯彻"药学服务"（pharmaceutical care）的具体标准。

发达国家 GPP 工作开展较发展中国家要好。我国开展 GPP 工作也比较早，1997 年中国药学会就引进了新加坡药学会的 GPP。2001 年新加坡卫生部编写《优良药房工作标准》，2003 年中国药学会医院药学专业委员会在此基础之上编译了我国的《优良药房工作标准》。2005 年，中国药学会医院药学专业委员会参照国际上通行的管理模式和我国医院药学发展的需要，依据我国药品管理法和相关配套法规、文件，编写了现行的《优良药房工作规范》（2005 版）。这次编写的 GPP 更加适合我国国情，主要适用于医疗机构药学部门。2007 年中国非处方药物协会编写了适合社会药房的 GPP，并开展认证工作。

《优良药房工作规范》（2005 版）正文共分为 23 章，附表 7 个。主要内容涉及药学人员职责、服务礼仪、职业道德，药房工作环境、设施及设备，门诊、病房药房，中药饮片调剂，静脉药物调配，麻醉药品和精神药品管理，药品采购和库存管理，质量控制，药品调配差错的预防和处理，合理用药，不良反应监测和报告，药学情报和药学研究等，几乎在医院药学的所有方面都做了详细的规范。

本 章 小 结

本章着重阐述了医院药学的概念及内容，概括了医院药学的发展历程，简要介绍了《优良药房工作规范》。要求学生在学习医院药学的基本概念、研究内容基础上深刻领会其内涵；熟悉医院药学的发展历程，了解《优良药房工作规范》。

执业药师考试点

药学服务的内涵、用药咨询。

同 步 训 练

一、单项选择题

1. 不属于医院药学特点的是（　　）

    A. 内容广泛性　　　B. 综合性　　　C. 实用性　　　D. 与患者直接相关

    E. 理论性

2. 传统医院药学的主要内容是（　　）

    A. 药品供应保障　　B. 医院制剂　　C. 临床药理　　D. 临床药学

    E. 药学服务

3. 临床药学的中心工作是（　　）

    A. 促进患者合理用药　　　　　　B. 参与临床药物治疗

    C. 药学查房　　　　　　　　　　D. 药物利用研究

    E. 以 TDM 为手段，为患者制定个体化给药方案

二、多项选择题

1. 医院药学研究的内容是（　　）

    A. 药品调剂　　　　B. 临床药理　　C. 临床药学　　D. 药学服务

    E. 医院制剂

2. 与药学服务内容一致的是(　　)

    A. 药学保健　　　　B. 临床药理　　C. 临床药学　　D. 药学监护

    E. 治疗药物监测

3. 药学服务与临床药学的关系是(　　)

    A. 后者是前者的一种形式

    B. 后者是前者的一部分

    C. 两者之间没有关系

    D. 前者是在后者基础之上发展的

    E. 全程化药学服务包含两者

三、简答题

1. 医院药学工作的主要内容是什么？

2. 医院药学的发展分几个阶段？各阶段的特点是什么？有什么区别与联系？

第二章　医院药学管理

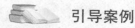 引导案例

　　张同学是药剂专业三年级学生，梦想成为一名医院的药师。学校开设医院药学概要课程之后，老师带领同学们参观医院药学部。老师先请药学部主任对医院药学部做了全面介绍，然后带领大家分组参观药学部各部门。

　　问题

　　（1）你知道医院药事管理与药物治疗学委员会吗？

　　（2）医院药学部的组织机构和工作任务包括哪些？

　　（3）医院药学部的人员组成包括哪些？

　　（4）对医院药学技术人员的职业道德要求包括哪些？

　　医院药学管理工作是医院医疗工作的重要组成部分，是医院内开展以病人为中心，以药学工作为主要任务，以药学服务为基础，对医院药学工作全过程进行有效的组织实施与管理，是促进临床科学、合理用药的药学专业技术服务和药品管理工作。

　　医院应当根据《医疗机构药事管理规定》（以下简称《规定》）的要求设置药事管理组织和药学部门。卫生部、国家中医药管理局负责全国医院药学工作的监督管理，军队卫生行政部门负责军队医院药学工作的监督管理。

第一节　医院药事管理与药物治疗学委员会

一、医院药事管理与药物治疗学委员会的发展

　　在《药品管理法》等药事法规和《规定》中均要求二级以上医院应成立药事管理委员会，监督、指导本院科学管理药品和合理用药。但是在实际工作中发现，药事管理委员会在医院药学管理中的作用不大，只起到了决定进药的作用，而在合理用药、特殊药品管理、药物警戒与 ADR 监测等方面的作用缺失。

　　事实上，药事管理委员会承担监督与指导临床安全用药和药物正确使用的职能已经是国际通行的做法。为此，《规定》中将医院"药事管理委员会"更名为"药事管理与药物治疗学委员会"，突出了该委员会在药物应用管理中的作用。

　　《规定》指出，药事管理与药物治疗学委员会除了具备原药事管理委员会的职能外，还应积极推动与药物治疗紧密相关的临床诊疗指南、临床路径和药物临床应用指导原则的实施，监测、评估本机构药物使用情况，提出干预和改进措施，指导临床合理用药；分析评估用药风险和药品不良反应、药品损害事件，并提供咨询与指导；建立药品遴选制度；对医务人员进行有关药事管理法律法规、规章制度和合理用药知识教育培训，向公众宣传安全用药知识。

　　《规定》还就药品临床应用管理等方面，多处强调了医院对临床合理用药的责任，说明卫生部已将合理用药提升到医院层面，医院负责人是第一责任人，而不只是医师和药师的责任，今后将与医院的综合评价结合在一起。《规定》还明确提出，医疗机构医务部门应当指定专人负责与医院药物治疗相关的行政事务管理工作。医院药学管理工作是医院的核心工作之一。

二、医院药事管理与药物治疗学委员会的组成

　　2011 年 3 月 1 日起施行的《医疗机构药事管理的规定》明确要求：二级以上医院应当设立药事管理与药物治疗学委员会；其他医疗机构应当成立药事管理与药物治疗学组。

　　二级以上医院药事管理与药物治疗学委员会委员由具有高级技术职务任职资格的药学、临床医学、护理和医院感染管理、医疗行政管理等部门人员组成。成立医院药事管理与药物治疗学组的医疗机构由药学、医务、护理、医院感染、临床科室等部门负责人和具有药师、医师以上专业技术职务任职资格人员组成。医院负责人任药事管理与药物治疗学委员会(组)主任委员，药学和医务部门负责人任药事管理与药物治疗学委员会(组)副主任委员。

　　药事管理与药物治疗学委员会(组)人员组成应符合规范，建立健全相应工作制度，每年不少于 4 次召开专题会议，研究药事管理工作，有完整的相关资料。

　　药事管理与药物治疗学委员会(组)，设立若干相关的药事管理小组，职责明确，有相应工作制度，日常工作由药学部门负责。医院医务部门应当指定专人负责与医院药物治疗相关的行政事务管理工作。

三、医院药事管理与药物治疗学委员会的职责

　　药事管理与药物治疗学委员会(组)的职责包括：

　　1. 贯彻执行医疗卫生及药事管理等有关法律、法规、规章。审核制定本院药事管理和药学工作规章制度，并监督实施。

　　2. 制定本机构药品处方集和基本用药供应目录。

　　3. 推动药物治疗相关临床诊疗指南和药物临床应用指导原则的制定与实施，监测、评估本机构药物使用情况，提出干预和改进措施，指导临床合理用药。

　　4. 分析、评估用药风险和药品不良反应、药品损害事件，并提供咨询与指导。

　　5. 建立药品遴选制度，审核本机构临床科室申请的新购入药品、调整药品品种或者供应企业、申报医院制剂等事宜。

　　6. 监督、指导麻醉药品、精神药品、医疗用毒性药品及放射性药品的临床使用与

规范化管理。

7. 对医务人员进行有关药事管理法律法规、规章制度和合理用药知识教育培训；向公众宣传安全用药知识。

第二节 医院药学部(科)的组织机构与任务

医院药学部(科)是在院长直接领导下的医院药学科学技术职能部门，既具有极强的专业技术性，又具有执行药事法规和药品管理的职能性，是代表医院对全院药品实行监督管理的职能机构。医院药学工作无论是从参与临床用药、提高医疗质量及搞好药学服务的社会效益来说，还是从医院加强经营管理，不断提高其经济效益来看，对医院建设和管理都是一项极其重要的工作。因此，各级各类医院应当根据本机构功能、任务、规模设置相应的药学部门，配备和提供与药学部门工作任务相适应的专业技术人员、设备和设施。

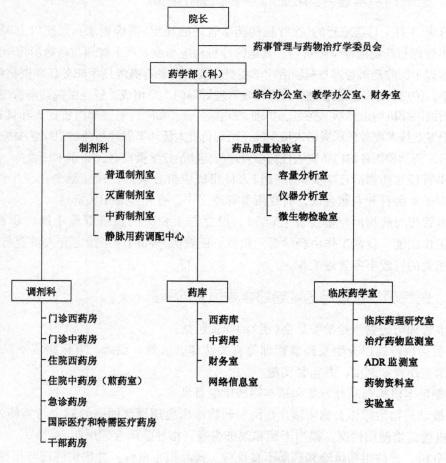

图 2-1 医院药学部(科)组织结构图

一、医院药学部（科）的组织机构

随着医学学科的细分和医院的不断壮大，临床科室越分越细成了必然的趋势。药学部（科）几乎成了医院中最大的一个科室，并承担了药品供应，处方审核、调配，制备医院制剂，参与临床药物治疗和临床药学研究等多项药学服务任务。因此，《规定》要求三级医院应设置药学部，并可根据实际情况设置二级科室；二级医院设置药剂科；其他医疗机构设置药房。目前，多数三级医院药学技术力量尚不是很强，药学部（科）不宜成立过多二级科室，一般可按照职能成立临床药学科（室）和药剂科。药剂科下设置药品调剂室、制剂室、药品质量控制室和药品库等，专人负责，便于管理，以充分保证医院用药的有序进行。

二、医院药学部（科）的工作任务

医院药学部（科）负责本院药学工作。药学部（科）工作性质为业务监督性、专业技术性、经济管理性和咨询指导性。医院药学部（科）的工作模式为全程化药学服务。

医院药学部（科）的主要任务是在院长直接领导下，按照药事法律、法规和《规定》的要求监督、检查本院各医疗科室合理用药，防止滥用和浪费。药学部（科）必须根据本院医疗科研的实际需要，及时准确地供应药品、调配处方、制备医院制剂，参与合理用药，做好新药临床研究和药物疗效评价工作。收集药品不良反应，及时向卫生行政部门和上级汇报，并提出需要改进和淘汰品种的意见和建议。

医院药学部（科）的具体工作任务是：

1. 根据本院医疗和科研需要，采购药品，搞好供应。

2. 及时准确地调配处方，按照临床需要制备制剂和加工炮制中药材。

3. 加强药品质量管理，建立健全药品监督和检验制度，以保证临床用药安全、有效、经济。

4. 做好用药咨询，结合临床需要搞好医疗用药工作。

5. 根据临床需要，开展中、西药新制剂的研究，运用新技术创制新剂型。

6. 承担医药院校学生教学、实习和药学专业技术人员进修工作。

7. 开展科研工作，不断提高专业技术水平。

8. 制定药品经费预算，合理使用经费。

9. 积极开展临床药学工作，指导合理用药。

10. 开展药品不良反应监测工作，协助临床筛选药物。

11. 根据临床需要确定合理的药品结构，最大限度地提高用药经济性和处方治疗价值。

12. 取得适度、合理的经济效益。

药物临床应用管理

药物临床应用管理是对医院临床诊断、预防和治疗疾病用药全过程实施监督管理。医院应当遵循安全、有效、经济的合理用药原则，尊重患者对药品使用的知情权和隐私权。

医院应当遵循有关药物临床应用指导原则、临床路径、临床诊疗指南和药品说明书等合理使用药物；对医师处方、用药医嘱的适宜性进行审核。

第三节 医院药学部(科)的人员组成及职责

一、医院药学部(科)编配及学历要求

现代医院药学工作，已经从简单的药品供应阶段发展到药学服务阶段。医院药学部(科)不仅是职能科室，更是专业技术科室，药学工作充分体现了高度的科学性、严谨性和复杂性。但是，目前我国医院中药学专业技术人员约占卫生专业技术人员的5.9%，远低于国家规定，且不能满足日益增长的药学工作的需要。《规定》强调，医院药学专业技术人员不得少于本院卫生专业技术人员的8%。

随着医院规模的扩大，医疗业务的范围和工作量的大量增加，合理安排药学人员，是有效地、高质量地完成药学部(科)担负的药品供应、配方调剂、制剂制备、临床药学、药学研究及信息咨询等各项职责的根本保证。要适应现代医药科学的进步与发展，药学部(科)在进行人员配置时，应遵循功能需要、能级对应和动态发展的原则，根据医院的类型、等级和职责，按照医院药学各专业的需要，合理选配人员，形成合理、稳定的人员层次结构，在职称方面，应合理配备相应的高、中、初级职称药学人员，并依据其岗位提出明确的岗位职责要求，促进相互之间的配合，使之有利于发挥各岗位和各级药学专业人员的积极性与技术专长，有效地保证医院药学工作的开展。

《三级医院评审标准实施细则(2011年版)》规定，三级医院药学部门负责人应是学科带头人，具有高等学校药学专业或者临床药学专业本科以上学历，及本专业高级技术职务任职资格。《规定》要求，二级以上医院药学部门负责人应当具有高等学校药学专业或者临床药学专业本科以上学历，及本专业高级技术职务任职资格；除诊所、卫生所、医务室、卫生保健所、卫生站以外的其他医疗机构药学部门负责人应当具有高等学校药学专业专科以上或者中等学校药学专业毕业学历，及药师以上专业技术职务任职资格。

2002年制定《医疗机构药事管理的暂行规定》时，临床药师的概念才正式引入我国。我国临床药师队伍虽然发展较快，但仍不能满足临床需要。因此《规定》要求，三级医院临床药师不少于5名，二级医院临床药师不少于3名。而且临床药师应当具有高等学校临床药学专业或者药学专业本科毕业以上学历，并应当经过规范化培训。

《规定》还明确要求，医院建立静脉用药集中调配中心（室）的，医院应当根据实际需要另行增加人员。

二、医院药学技术人员的职称和主要职责

（一）医院药学部（科）人员的职称

医院药学部（科）技术人员的职称分为西药和中药两类；各类现有职称按高低分为主任药师、副主任药师、主管药师、药师和药士，共五级；各级医院药学部（科）的技术人员在学历、职称上有相应的要求。

1. 医院药学部（科）的技术人员必须是所从事专业工作相应学科的全日制学校的毕业生。

2. 药学技术人员应能满足工作需要，按有关规定取得相应药学专业技术职务任职资格。

3. 三级医院药学部技术人员高、中、初级职称的比例为1.5:3.5:5，学历要求是大学本科及以上、大专（高职）、中专（中职）的比例为3:4:3；其中三级甲等医院的职称比例为2:4:4，三级甲等医院药学专业人员学历要求比例为3:5:2。

4. 二级甲等医院药学技术人员职称要求是高、中、初级的比例为1:3:6，二级甲等医院药学技术人员学历要求是大学本科及以上、大专（高职）、中专（中职）的比例为2:2:6。

▓▓ 课堂互动

你了解医院各级药学技术人员的职责吗？在老师指导下，认真讨论药师、药士的工作职责和职业素质要求。

（二）医院药学技术人员的主要职责

1. 主任（副主任）药师（中药师）的主要职责

（1）在药学部（科）主任领导下，指导本科室各项业务技术工作，提高科室业务水平。

（2）指导或参加调剂、制剂、分析检验和药物咨询工作，保证药品质量合格、安全、有效。监督检查药品管理制度的实施情况，特别是特殊管理药品、贵重药品的管理。

（3）组织和指导开展临床药学和科研工作，运用国内外先进经验，开展新剂型新制剂的研究，不断介绍新药用于临床。

（4）组织并担任教学任务，指导研究生、进修生的带教工作，帮助下级药师提高专业理论和技术操作水平。

2. 主管药师（中药师）的主要职责

（1）在药学部（科）主任和主任（副主任）药师指导下进行工作。

（2）认真执行各项规章制度和技术操作规程，主持分管日常业务工作，负责指导下级药剂人员调剂、制剂、药品检验和药品质量管理工作，保证药品质量。

（3）参与科学研究，配合临床研制新药和新制剂，收集药物情报信息，向临床介绍新药。

（4）担任教学工作，指导下级药学人员的业务工作，提高其专业理论和技术水平，并负责技术考核。负责进修、实习人员的带教工作。

3. 药师（中药师）的主要职责

（1）在主任药师和主管药师指导下进行工作。

（2）拟定技术操作规程，参加调剂、制剂、药品检验，研究解决技术上的疑难问题。

（3）做好药品管理工作，发现问题及时处理，并向上级报告。

（4）担任进修人员、实习人员的带教和讲课任务。

4. 药剂士（中药士）的主要职责

（1）在药学部（科）主任领导和上级药师指导下进行工作。

（2）认真执行各项规章制度和操作规程，做好调剂、制剂等日常工作。

（3）按照分工，负责药品的预算、请领、保管、分发、采购、报销、回收、下送、登记、统计、药品检验等工作。

5. 药剂员职责

（1）药剂员在药师、药士指导下进行工作。

（2）负责处方调配和一般制剂制备以及所在工作室的清洁卫生工作。

（3）协助药士进行药品的出纳、分发、保管、消耗、回收、下送、登记、统计工作。

三、医院药学技术人员的职业素质要求

1. 医院药学技术人员是广泛掌握药品知识的专业技术人员，应充分发挥其职能作用，担负起有利于增进人民健康的社会责任和义务。

2. 医院药学技术人员要时刻想到其业务直接关系着人民的生命和健康，要不断吸取新知识、新技术、新信息，将日新月异的药品知识提供给医师、护士和同事，提高治疗水平，努力为人类的卫生事业作贡献。

3. 医院药学技术人员是在药品调剂、药物制剂、药品检验、药品供应和管理等各个环节上完成特定任务的专业技术人员，必须保证把符合国家药品标准的药品提供给患者，严禁假冒伪劣药品进入或将其发给患者。

4. 医院药学技术人员要严格遵守工作制度，严守操作规程，努力并特别用心调配处方和制备制剂，必须做到万无一失。

5. 医院药学技术人员对要求重新调配的处方，须及时与医师联系。不得对患者就处方乱加药学评论。

6. 医院药学技术人员要文明礼貌，热心为患者提供药学服务，耐心解答患者的问

题；要廉洁奉公，不徇私情，绝不借职务之便谋取私利。

第四节　医院药学技术人员的职业道德

一、医院药学技术人员职业道德的准则

1. 药学职业道德准则，是所有药学技术人员，特别是药师们共同的行为规范和标准。一般由三部分组成：

（1）掌握和使用最优专业知识和技术是药师的责任；药师的职业活动只能在允许的情况下进行。

（2）药师的行为需给药学职业带来信任和荣誉，药师需要专业组织管理。

（3）药师对病人的责任是：把病人的健康和安全放在首位，保证生产、销售、使用高质量有效的药品；只接受公平合理的报酬；保守有关病人的秘密；给病人提供合适的、不导致错误的信息。

2. 根据药师具体工作机构性质和具体任务不同，还可制定具体相应的职业行为准则。

（1）药品调剂道德准则　审方仔细认真，调配准确无误，认真核对签字，发药耐心，交代清楚。

（2）医院制剂道德准则　坚持社会公益原则，遵守国家法律法规，确保质量，服务临床。

（3）药品采购道德准则　要坚持质量第一的原则，按照国家的有关规定，从合法有证的单位采购药品，确保药品经营单位的合法性是保证采购药品质量的第一步，也是关键的一步。

二、药师信条、誓言、职业道德规范介绍

（一）药师信条

所谓"信条"，就是忠实遵守的准则。中国药学会于 1935 年颁布的刊载在《广济医刊》中的《药师信条》是我国最早的一部专门讲述药学职业道德的文件，它标志着药学伦理思想的研究已有了新的开端。其内容包括：

技术须迅速而精密以利业务的发展；动作须活泼而谨慎以免忙中的错误；施行仁术以尽慈善之义务；依照药典以重病民之生命；制造调配确实以增新医之声誉；清洁整齐弗怠以释外人之疑虑；不许冒充医师以清职业之界限；不许诽谤他人以丧自己之人格；非礼之心勿存养成规矩的态度；非义之利勿取养成正当的行为。

勿卖假药须清白的辨别；勿买仇货须切实的觉悟；弗配害人之处方本良心而尽天

职；弗售毒杀之药品恃药律以保民生；遵守旧道德以除一切之不正；遵守新生活以除一切之恶习；疑事切弗自专以减过失；余暇多看书报以广知识；凡事须亲自操作以免隔阂之弊；每日摘记要以免穷思之苦。

（二）药师誓言

2003 年 8 月 23 日，在广东珠海举办的第六届"中国药师周"大会上，与会的近 1300 名代表共同宣读了《中国药师宣言》：实事求是，忠实于科学；全心全意，服务于社会；忠于职守，献身于药学；尽职尽责，承诺于人民。

▥ 课堂互动

请同学们大声朗读《中国药师宣言》，课下背诵。

（三）药师职业道德规范

《中国药师宣言》中，明确了药师的宗旨：以人为本，全力维护人民健康。提出了药师的承诺：关爱人民健康，药师在您身边；规范了药师的职业道德：以人为本、一视同仁、尊重患者、保护权益、廉洁自律、诚实守信、崇尚科学、开拓创新。

1. 面对患者

（1）药师应该以患者的最大利益为前提，不得向任何人提供已知或怀疑的有害于健康的任何物质和药品。

（2）药师接待患者，应做到礼貌、热情、大方，说话和气文明，应清楚无误地交待药品用法和有关注意事项，耐心解释患者提出的问题，为患者安全、合理、有效、经济地使用药品提供最佳服务。

（3）药师应认真了解处方内容，按照药品调剂原则及有关规定从事有关技术操作，根据处方正确无误地发放质量合格的药品。

（4）药师应注重自我修养，树立为患者服务的意识，展现良好的医德、医风。

（5）药师应保护患者隐私权，不得将患者病情和治疗方法泄露给第三方。

（6）药师应时时处处尊重患者，不准谈论、讥笑、贬低或冷落患者。

2. 面对同行

（1）药师应主动将药品信息和动态通知医师以促进彼此协作，同心协力为患者服务。

（2）不在患者面前评说处方质量（包括药品治疗作用以及处方错误），谈论医师以及其他人员的事项（医疗水平和私生活）。

（3）虚心向医护同行学习同行相关专业知识，关注学科进展。

（4）当同事及其他卫生事业人员征求意见或请求帮助时，应乐于提供帮助，不应对同事及实习生隐瞒任何已知的理论知识和工作经验。

（5）团结同事，公私分明，正确处理工作关系。

3. 面对自己

（1）遵纪守法，认真执行有关药品管理的各项法令与规定，要抵制促销活动中的违法违纪行为和不正之风，保证工作优质高效。

（2）具有主人翁意识和集体荣誉感，组内药师之间、科室班组之间团结协作，对工作敬业负责，妥善处理工作中出现的非常规问题。

（3）做到药品摆放整齐，及时补充到位，注意药品质量，防止污染和药品质量降低，效期药品管理到位，营造一个优美、整洁、安静的工作环境。

（4）药师应不断提高业务水平，补充药学专业知识，掌握新技术、更新药学领域信息，认真总结经验，善于与同行交流，向患者提供优质的药学专业服务。

（5）热爱集体，积极承担各种公共事务或活动，爱护公共财产，维护国家和集体利益。

第五节　医院药学管理规章制度

一、医院药学管理所依据的法律法规

在医院药事管理中，各项规章制度的制定及执行应依据我国目前施行的药品管理的各项药事法律、法规，其中包括《中华人民共和国药品管理法》、《中华人民共和国药品管理法实施条例》、《麻醉药品和精神药品管理条例》、《医疗用毒性药品管理办法》、《处方药与非处方药管理办法》、《处方管理办法》、《进口药品管理办法》、《药品说明书和标签管理规定》、《药品召回管理办法》、《药品不良反应报告和监测管理办法》、《医疗机构药事管理规定》、《医疗机构制剂注册管理办法（试行）》、《医疗机构药品监督管理办法（试行）》、《医疗机构制剂配制质量管理规范》、《抗菌药物临床应用管理办法》、《静脉用药集中调配质量管理规范》等。

二、医院管理制度与药事管理制度

医院管理制度与药事管理制度包括：医院药事管理与药物治疗学委员会职责，医院新药审批有关制度，药品质量管理组织规程，医院药品不良反应监测委员会职责，药品不良反应/事件的处理流程，药品质量检查操作规程，医院处方管理制度，医院抗菌药物的合理使用管理办法，麻醉、毒性药品、精神药品管理规定等。

三、药学部（科）内部管理规章制度

根据药学部（科）管理和下属职能科室的分工不同，应分别制定相应的规章制度，包括药品的采购管理制度、药学部（科）安全管理制度、绩效考核管理规程、教学与继续教育管理制度、差错事故管理制度、药品进出库管理制度、药品统计制度、药品调剂岗位规章制度、药品制剂岗位操作规程、药品检验岗位操作规程、药品保管养护管理制度、药品不良反应监测及其处理制度、不合格药品退货管理制度等。

第六节　医院药学技术人员规范化培训与继续教育

一、医院药师的规范化培训

（一）医院药师规范化培训的意义、目的

医院药师规范化培训是保证医院药师提供以病人为中心的药学服务工作需要，是医院药学科学发展与医院药学人才成长的必然要求，是国家卫生事业改革与发展和提高医院综合竞争力的需要，是适应药学技术人员培养与管理同世界接轨的需要。1999 年，卫生部科教司曾发布《卫生部医院药师规范化培训大纲》，要求全国各地组织实施医院药师规范化培训。这一工作的实施与推广必将使我国高素质高水平的医院药学技术人员，特别是药师队伍不断壮大，使我国医院药学科学发展迈上一个新台阶。

长期以来，我国医院药师的成长，基本上是以临床实践、自学、进修等方式进行的，缺乏规范的培训、严格的管理和客观的评价标准。药学本科（或以上）毕业生在毕业之后，因工作内容和专业差异几年之后会在专业学识和能力方面产生较大差异，为避免这一现象的发生，就需要国家建立医院药师的规范化培训体系。所谓规范化就是要制定明确的培养目标，按照统一的培训大纲，实行统一的培训教学，结合规范统一的考核标准，实行严格管理，使药学专业毕业生通过培训对医院药学有一个比较全面的了解，使之具备胜任医院药学工作所要求的能力。开展医院药师规范化培训的最终目的就是要保证医院药师队伍整体水平符合国家、社会对医院药学工作的基本要求，避免医院之间、药师之间知识与技能水平的过大差异。

（二）医院药师规范化培训的对象

高等医药院校药学专业本科毕业生、从事医院药学的药师是医院药师规范化培训的主要对象，药学专业硕士、博士研究生毕业后从事医院药学工作，可参加相应年度的培训。

（三）医院药师规范化培训目标

经过系统规范培养的医院药师，应达到主管药师的基本标准和要求。《卫生部医院药师规范化培训大纲》提出了包括政治思想、职业道德、基础理论、专业技能、科学研究、外语和计算机等方面的培训目标。

1. 政治思想方面的要求　热爱祖国、热爱专业、遵纪守法、贯彻执行药品管理法和医药卫生工作方针，具有良好的医德医风，刻苦钻研业务，对技术精益求精，全心全意为人民服务。

2. 专业方面的要求　掌握本专业及相关学科的基础理论，具有系统的专业知识和专业技能，能独立解决工作中的疑难技术问题，具有一定的科研工作能力，积极开展医院药学的科研工作。

3. 外语及计算机方面的要求 掌握一门外语，能较熟练地阅读外文资料和翻译专业书刊，有一定外文书写能力。掌握计算机在医院药学领域中的应用，能编写简单程序，解决医院药学中的实际问题。

（四）医院药师规范化培训的方法和内容

医院药师规范化培训分为两个阶段。

1. 第一阶段 为期三年，是通科培训，在医院药学部（科）下属二级科室轮转，实行二级科室领导负责与上级药师指导相结合的培训方法，使医院药师掌握从事医院药学所必需的基本知识、基本理论、基本技能、《药品管理法》及有关药事管理法规。培训内容包括药学基础理论、专业基本技能、专业外语、论文与学术交流。完成第一阶段培训项目和内容后，进行考试和考核，成绩合格后进入第二阶段培训。

2. 第二阶段 为期二年，是专科培训，实行科室领导负责与上级药师指导相结合的培训方法，进一步提高药学实践工作能力，达到主管药师的基本标准，除了熟练掌握内、外、妇、儿、急诊等科室常见病的处方用药，并具备熟练的药品调剂、管理、质量检验等基本技能，还应能指导下级药师的工作，还要参加一部分新药研究、新药评价工作，逐步发展个人的专业方向。培训内容包括药学理论、专业技能、外语和教学科研能力。

二、继续药学教育

继续药学教育是继高等医药院校基本教育和毕业后规范化专业培训之后，以学习新理论、新知识、新技术、新方法为主的一种终身性药学教育，目的是使药学技术人员在整个专业生涯中，保持高尚的职业道德，不断提高专业工作能力和业务水平，以适应医药科技水平和卫生事业发展的要求。

（一）继续药学教育的对象

继续药学教育的对象是高等医药院校本科毕业后，通过规范或非规范的专业培训；或非高等医药院校本科毕业，具有中级或中级以上专业技术职务、正在从事药学专业技术工作的药学技术人员。

（二）继续药学教育的内容

继续药学教育的内容要适应各类药学技术人员的实际需要，注意针对性、实用性和先进性，应以现代药学科学技术发展中的新理论、新知识、新技术和新方法为重点。

（三）继续药学教育的形式和项目

继续药学教育活动包括学术会议、学术讲座、专题讨论会、专题学习班、专题调研和考察、技术操作示教、短期或长期培训等。药学继续学习、学术报告、发表论文和出版著作等，应视为参加继续药学教育。

继续药学教育的项目应以短期和业余学习为主，其形式和方法可根据不同内容和条件，灵活多样。自学是继续药学教育的重要形式。

（四）继续药学教育学分

继续药学教育实行学分制。其学分认可分为：

1. 国家级继续药学教育委员会审批认可的国家级继续药学教育项目，包括卫生部、国家食品药品监督管理局组织和认可的项目。

2. 省级继续药学教育委员会审批认可的项目和自学及其他形式的继续药学教育活动。

按活动性质将继续药学教育学分分为Ⅰ类学分和Ⅱ类学分。

三、临床药师培训

（一）临床药师培训现状

临床药师是指以系统药学专业知识为基础，并具有一定医学和相关专业基础知识与技能，直接参与临床用药，促进药物合理应用和保护患者用药安全的药学专业技术人员。他们的日常工作是从事临床药学工作，即药学工作与临床相结合，直接面向患者，开展以病人为中心的临床药物治疗研究与实践，提高药物治疗水平。

临床药师的概念于2002年我国实行《医疗机构药事管理的暂行规定》的时候正式引入。2011年实行的《医疗机构药事管理规定》更是明确要求医院应当根据本机构性质、任务、规模配备适当数量临床药师。三级医院审评标准已经将临床药师列入重要的考评点。经过十几年的培养和实践，临床药师已经成为临床安全用药不可缺少的一支专业技术队伍。

虽然我国临床药师队伍目前发展较快，但仍不能满足临床需要，且水平较低，因此要不断通过临床药师的培训，扩大临床药师的队伍并努力提高自身水平。目前，我国临床药师的培训主要有五种方式：

1. 高等医药院校临床药师专业的培养。
2. 国家有关部门集中组织定点定期培训。
3. 政府主管部门和专业学会联合培养。
4. 依托高等医药院校联合培训。
5. 医院各科室联合培训。

（二）临床药师培训业务及培养目标

通过临床药师培训，希望在业务能力上达到如下目标：

1. 能参与临床药学诊疗工作，在某些专业或按药物的药理学（药学）分类的专业范畴内能对 5 种以上疾病在 6 种药品内进行最佳鉴别选择用药。具有发现、解决、预防潜在的或实际存在的用药问题的能力和与患者、医务人员沟通的技能，并能陈述其理由和正确记录。

2. 具有初步的临床药物治疗方案设计和评价的能力。

3. 能阅读和分析本人参与临床用药方案制定所涉及的专业病历，具有对本专业 5 种疾病的相关生化和心电图、B 超、X 光片等影像学文件、报告初步阅读与分析的应用能力。

4. 掌握 50 种以上常用药品的药理作用、适应证、药动学、不良反应、注意事项以及相关的药物化学、药效关系等知识，并能应用于临床药物治疗。

5. 具有提供药物信息咨询和宣传合理用药知识的能力。

6. 具有对患者进行临床用药和健康宣传教育的能力。

知识链接

临床药师职责要点

1. 临床药师按相关规定专职专科直接参与临床用药，在选定的专业临床科室参加日常性药物治疗工作。

2. 开展药学查房，对重点患者实施药学监护和建立药历，且工作记录完整。

3. 参加病例讨论，提出用药意见和个体化药物治疗建议。

4. 参加院内疑难重症会诊和危重患者的救治。

5. 审核本人参与的专科病房（区）患者用药医嘱，对不合理用药进行干预，有干预记录。

6. 定期为临床医师、护士提供合理用药培训和咨询服务。

7. 对患者进行用药教育，指导安全用药。

本 章 小 结

本章旨在通过学习医院药学管理知识，掌握医院药事管理与药物治疗学委员会的组成、职责，掌握医院药学部(科)的组织机构，明确其工作任务，了解医院药学部(科)的人员组成、学历要求、职称与职责，强调医院药学技术人员的职业素质要求和所应具备的职业道德标准。熟悉医院药学管理所依据的法律法规、医院管理与药事管理制度、药学部(科)内部管理规章制度，同时熟悉医院药学技术人员规范化培训与继续教育的内容。

初级药师考试点

1. 掌握医院药事管理与药物治疗学委员会的名称、组成，了解医院药事管理与药物治疗学委员会的职责。
2. 掌握医院药学部(科)的组织机构与任务、人员组成与主要职责。
3. 掌握医院药学技术人员的职业道德准则、药师誓言、药师职业道德规范。
4. 掌握医院药学管理所依据的法律法规依据、医院药师管理制度和内部管理制度的名称。

同 步 训 练

一、单项选择题

1. 下列哪项不属于药学部(科)内部管理规章制度(   )
    A. 药学部(科)安全管理制度
    B. 教学与继续教育管理制度
    C. 药品调剂岗位规章制度
    D. 药品不良反应监测及其处理制度
    E. 药品质量管理组织规程
2. 决定医院有关药品管理重大事项的是(   )
    A. 医院院务会议
    B. 医院药事管理与药物治疗学委员会
    C. 药学部(科)
    D. 药学部(科)职工代表大会
    E. 药学部(科)与医务部联席会议
3. 二级以上医院的药学部(科)主任由谁担任(   )
    A. 主管药师   B. 药师   C. 执业药师
    D. 副主任药师以上药学人员   E. 主任药师
4. 下列不属于药学人员的职业素质要求的是(   )
    A. 文明礼貌，热心为患者服务
    B. 严守操作规程
    C. 利用多种方式推荐药品
    D. 用心调配处方和制备制剂
    E. 将日新月异的药品知识提供给同事
5. 卫生部规定，医院药学专业技术人员不得少于本院卫生专业技术人员的(   )
    A. 12%   B. 5.9%   C. 8%   D. 16%   E. 20%

二、多项选择题

1. 下列哪些属于药学部(科)的组成部分(   )

A. 制剂室　　　B. 临床药学科(室)　　　C. 门诊西药房　　　D. 煎药室

E. 医院计算机中心

2. 属于药学部(科)内部管理规章制度的是(　　)

A. 处方管理办法　　　　　　　　B. 药品制剂岗位规章制度

C. 药品调剂岗位规章制度　　　　D. 药品不良反应监测及其处理制度

E. 药品进出库管理制度

3. 下列说法正确的是(　　)

A. 短期进修是目前医院药学技术人员提高自身业务素质最常见的形式

B. 已取得药师以上职称的药学技术人员不需要接受继续药学教育

C. 医药院校应届毕业生不必经过岗位培训就能胜任药学部(科)工作

D. 继续药学教育实行学分管理制

E. 夜大、电大等形式的在职学历教育也属于真实意义上的继续教育

4. 继续药学教育的内容应以现代药学科学技术发展中的(　　)

A. 新理论为重点　　　B. 新知识为重点　　　C. 新技术为重点

D. 新方法为重点　　　E. 新进展为重点

5. 医院药事管理与药物治疗学委员会的委员组成人员包括(　　)

A. 医学专家　　　　B. 护理专家　　　　C. 药学专家

D. 医院感染管理专家　　E. 医疗行政管理专家

三、填空题

1. 医院药学管理工作是医院医疗工作的重要组成部分，是医院开展以＿＿＿＿为中心，以＿＿＿＿为主要任务，以＿＿＿＿为基础，对＿＿＿＿进行有效的组织实施与管理，促进医院临床科学、安全、合理用药的药学专业技术服务和药品管理工作。

2.《规定》中将医院"药事管理委员会"更名为"＿＿＿＿"，突出了该委员会在合理用药中的作用。

3. ＿＿＿＿是在院长直接领导下的医院药学科学技术职能部门，既具有＿＿＿＿性，又具有＿＿＿＿的职能性，是代表医院对全院药品实行监督管理的职能机构。

4.《规定》要求三级医院应设置＿＿＿＿，并可根据实际情况设置二级科室；二级医院设置＿＿＿＿；其他医疗机构设置＿＿＿＿。药学部按照职能成立＿＿＿＿学科(室)和＿＿＿＿科。药剂科下设置＿＿＿＿、药物制剂室、药品质量控制室和＿＿＿＿等，专人负责，便于管理，以充分保证医院用药的有序进行。

5. 三级医院药学部门负责人应是＿＿＿＿，具有高等学校药学专业或者临床药学专业＿＿＿＿学历，及本专业＿＿＿＿技术职务任职资格。

6. 药学部(科)技术人员职称按高低分为＿＿＿＿、＿＿＿＿、＿＿＿＿、＿＿＿＿、＿＿＿＿五级。

7. 医院药学技术人员是在＿＿＿＿、＿＿＿＿、＿＿＿＿、＿＿＿＿等各个环节上完成特定任务的专业技术人员，必须保证把符合＿＿＿＿的药品提供给患者，严禁＿＿＿＿进入并将其发给患者。

8.《卫生部医院药师规范化培训大纲》提出了包括_____、职业道德、_____、_____、_____、外语和计算机等方面的培训目标。

9. 继续药学教育是继_____基本教育和毕业后规范化专业培训之后，以学习_____、新知识、_____、新方法为主的一种_____药学教育，目的是使药学技术人员在整个专业生涯中，保持高尚的_____，不断提高_____能力和业务水平，以适应医药科技水平和卫生事业发展的要求。

四、简答题

1. 药事管理与药物治疗学委员会（组）的职责包括哪些？

2. 画出医院药学部（科）的组织结构图。

3. 详述医院药学部（科）的具体工作任务。

4. 详述药师、药士的工作职责。

5. 简述药学职业道德准则的要点。

6. 试述中国药师誓言的内容。

7. 简述临床药师培训的业务培养目标。

第三章　医院药品调剂技术与技能

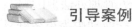 引导案例

　　某患者，男，56 岁，冠心病、高血压、1 型糖尿病。患者在一家县医院找一位助理执业医师看病后，拿着如下处方到门诊药房取药。药房药师发药时错将氯化钾缓释片当铝碳酸镁片发给了患者。

　　R　Tab. 硝苯地平 5mg×100 片
　　　　　　　 sig. 5mg t. i. d. p. o.
　　　 卡托普利片 25mg×1 瓶
　　　　　　　 sig. 25mg t. i. d. p. o.
　　　 拜阿司匹林肠溶片 100mg×30 片
　　　　　　　 sig. 10mg t. i. d. p. o. p. c.
　　　 铝碳酸镁片 0.5×30 片
　　　　　　　 sig. 10mg t. i. d.
　　　 阿卡波糖 50mg×30 片
　　　　　　　 sig. 50mg t. i. d.
　　　 Tab. Vit. C 10mg×50
　　　　　　　 sig. 20mg 一日三次

问题

（1）处方医生是否可以为这位患者开处方？

（2）患者处方有哪些不合理之处？如何处理？

（3）门诊药房药师应如何调配？如何进行发药交代？

（4）如何处理这次调剂差错？以后如何预防？

第一节　处方管理

一、处方的概念和种类

（一）处方的概念和种类

处方是医疗和药剂制备上的一项重要书面文件，是医师为患者治疗疾病的文字凭

据，也是药师调配发药的依据。处方正确与否直接关系患者的治疗效果和生命安危，具有法律上、技术上和经济上的意义。法律上的意义反映了医、药、护各方面在药物治疗活动中的法律权利和义务，并且可以作为追查医疗事故责任的证据；技术上的意义在于它把医师对患者用药物治疗的信息通过处方的方式传递给药师，药师按医师的意图为患者调配药品和指导用药；经济上意义在于它是药品消耗、药品经济收入的结账凭据和原始依据，同时可以作为调剂部门统计特殊管理和贵重药品的消耗单据。

处方按其性质可分为医师处方、协定处方和制剂处方等三种类型。

1. **医师处方**　是医师为某一患者治病用药时的书面文件。《处方管理办法》中规定："处方是指由注册的执业医师和执业助理医师（以下简称医师）在诊疗活动中为患者开具的、由取得药学专业技术职务任职资格的药学专业技术人员（以下简称药师）审核、调配、核对，并作为患者用药凭证的医疗文书。处方包括医疗机构病区用药医嘱单。"此概念包含了处方概念的内涵和外延。

2. **协定处方**　是医疗单位内部根据经常性医疗需要协商制定的一些处方，经药事管理与药物治疗学委员会审查和院领导批准，并报当地卫生行政部门备案，可作为医院常规处方，以便节省医师写处方时间和药师调配时间，提高工作效率。但是依据《处方管理办法》中"医师开具处方要使用经药品监督管理部门批准并公布的药品通用名称、新活性化合物的专利药品名称和复方制剂药品名称。医师开具院内制剂处方时要使用经省级卫生行政部门审核、药品监督管理部门批准的名称"的规定和其他药品管理法律法规，过去以一个复方制剂的名称代替若干个药品固定组成的协定处方的合法性就不复存在。因此，现在医师书写协定处方时必须将协定处方中的所有药品的名称、规格、数量、用法、用量等全部写清。现行的协定处方的用处也就仅剩下节约药师调配时间、提高工作效率的作用。

3. **制剂处方**　是指药典、局颁标准及地方药品标准收载的法定处方组成及药品开发研究中的处方组成。前者具有法定性质，在书写和配制处方时均须遵照。

此外尚有单方、验方和秘方。单方一般指比较简单的验方；验方指民间经验处方，简单有效；秘方是指过去秘而不传的单方或验方。这些单方、验方和秘方中有不少是人们在长期与疾病作斗争中所积累的经验，具有特殊疗效，应注意发掘、验证、整理和提高。

（二）处方的标准

1. **处方内容**

（1）前记　包括医疗机构名称、费别、患者姓名、性别、年龄、门诊或住院病历号、科别或病区和床位号、处方编号、临床诊断、开具日期等。处方编号由药师按年月日逐日顺序编制。可添列特殊要求的项目。麻醉药品和第一类精神药品处方还应当包括患者身份证明编号，代办人姓名、身份证明编号。

（2）正文　以 Rp 或 R（拉丁文 Recipe"请取"的缩写）标示，分列药品名称、剂型、规格、数量、用法用量。

（3）后记　医师签名或者加盖专用签章，药品金额以及审核、调配、核对、发药药师签名或者加盖专用签章。

2. 处方颜色

（1）普通处方的印刷用纸为白色。

（2）急诊处方印刷用纸为淡黄色，右上角标注"急诊"。

（3）儿科处方印刷用纸为淡绿色，右上角标注"儿科"。

（4）麻醉药品和第一类精神药品处方印刷用纸为淡红色，右上角标注"麻、精一"。

（5）第二类精神药品处方印刷用纸为白色，右上角标注"精二"。

二、处方的管理方法

《处方管理制度》是我国最早的全国性管理处方的文件，于 1982 年 1 月修订，但一直是医院管理制度的范畴，内容简单。改革开放以后，我国的医药卫生领域发生很大的变化，许多问题也随之暴露。为加强处方开具、调剂、使用、保存的规范化管理，提高处方质量，促进合理用药，保障患者用药安全，卫生部医政司 2004 年制定了《处方管理办法（试行）》。为进一步加强和完善我国处方管理，2007 年又以卫生部部长令形式颁发了《处方管理办法》，使处方管理上升到法律层面。新《处方管理办法》自 2007 年 5 月 1 日起施行。

《处方管理办法》对处方管理的一般规定、处方权的获得、处方的开具、处方的调剂、监督管理、法律责任等做了明确的规定。

（一）处方权和调剂资格获得

1. 普通药品处方权和调剂资格的获得　经注册的执业医师在执业地点取得相应的处方权。医师应当在注册的医疗机构签名留样或者专用签章备案后，方可开具处方。经注册的执业助理医师和试用期人员在医疗机构开具的处方，应当经所在执业地点执业医师签名或加盖专用签章后方有效。经注册的执业助理医师在乡、民族乡、镇、村的医疗机构独立从事一般的执业活动，可以在注册的执业地点取得相应的处方权。进修医师由接收进修的医疗机构对其胜任本专业工作的实际情况进行认定后授予相应的处方权。

2. 特殊药品处方权和调剂资格的获得　任何医师和药师都必须在获得普通药品处方权和调剂资格后才能获得特殊药品处方权和调剂资格。

执业医师经考核合格后取得麻醉药品和第一类精神药品的处方权，药师经考核合格后取得麻醉药品和第一类精神药品调剂资格。医师取得麻醉药品和第一类精神药品处方权后，方可在本机构开具麻醉药品和第一类精神药品处方，但不得为自己开具该类药品处方。药师取得麻醉药品和第一类精神药品调剂资格后，方可在本机构调剂麻醉药品和第一类精神药品。

二级以上医院要对本机构医师和药师进行孕产妇及儿童药物临床应用知识培训，并严格考核。医师经考核合格后获得孕产妇或儿童药物处方权，药师经考核合格后获得孕产妇或儿童药物调剂资格。其他医疗机构医师、药师由县级以上卫生行政部门组织相关培训、考核，经考核合格的，授予孕产妇或儿童药物的处方权或调剂资格。

二级以上医院应当定期对医师和药师进行抗菌药物临床应用知识和规范化管理的培训。医师经本机构培训并考核合格后，方可获得相应的处方权。具有高级专业技术职务任职资格的医师，可授予特殊使用级抗菌药物处方权；具有中级以上专业技术职务任职资格的医师，可授予限制使用级抗菌药物处方权；具有初级专业技术职务任职资格的医师，在乡、民族乡、镇、村的医疗机构独立从事一般执业活动的执业助理医师以及乡村医生，可授予非限制使用级抗菌药物处方权。药师经培训并考核合格后，方可获得抗菌药物调剂资格。

其他医疗机构依法享有处方权的医师、乡村医生和从事处方调剂工作的药师，由县级以上地方卫生行政部门组织相关培训、考核。经考核合格的，授予相应的抗菌药物处方权或者抗菌药物调剂资格。

（二）处方限量

1. 处方一般不得超过 7 日用量；急诊处方一般不得超过 3 日用量；对于某些慢性病、老年病或特殊情况，处方用量可适当延长，但医师应当注明理由。

2. 为门(急)诊患者开具的麻醉药品注射剂，每张处方为一次常用量；控缓释制剂，每张处方不得超过 7 日常用量；其他剂型，每张处方不得超过 3 日常用量。

第一类精神药品注射剂，每张处方为一次常用量；控缓释制剂，每张处方不得超过 7 日常用量；其他剂型，每张处方不得超过 3 日常用量。哌醋甲酯用于治疗儿童多动症时，每张处方不得超过 15 日常用量。

第二类精神药品一般每张处方不得超过 7 日常用量；对于慢性病或某些特殊情况的患者，处方用量可以适当延长，医师应当注明理由。

3. 为门(急)诊癌症疼痛患者和中、重度慢性疼痛患者开具的麻醉药品、第一类精神药品注射剂，每张处方不得超过 3 日常用量；控缓释制剂，每张处方不得超过 15 日常用量；其他剂型，每张处方不得超过 7 日常用量。

除需长期使用麻醉药品和第一类精神药品的门(急)诊癌症疼痛患者和中、重度慢性疼痛患者外，麻醉药品注射剂仅限于医疗机构内使用。

4. 为住院患者开具的麻醉药品和第一类精神药品处方应当逐日开具，每张处方为 1 日常用量。

5. 对于需要特别加强管制的麻醉药品，盐酸二氢埃托啡处方为一次常用量，仅限于二级以上医院内使用；盐酸哌替啶处方为一次常用量，仅限于医疗机构内使用。

（三）处方保存

处方必须妥善保管，以备查阅，任何工作人员不得随意更改、丢弃患者处方。每日处方应按普通药品处方、麻醉药品、第一类精神药品、第二类精神药品等分类整理装订，并加封面集中保存。处方由调剂处方药品的医疗机构妥善保存。普通处方、急诊处方、儿科处方保存期限为 1 年，医疗用毒性药品、第二类精神药品处方保存期限为 2 年，麻醉药品和第一类精神药品处方保存期限为 3 年。处方保存期满后，药学部门报请经医疗机构主要负责人批准、登记备案，方可销毁。

（四）处方点评

1. 处方点评概念及意义　处方点评是根据相关法规、技术规范，对处方书写的规范性及药物临床使用的适宜性（用药适应证、药物选择、给药途径、用法用量、药物相互作用、配伍禁忌等）进行评价，发现存在或潜在的问题，制定并实施干预和改进措施，促进临床药物合理应用的过程。处方点评是医院进行医疗质量改进和药品临床应用管理的重要组成部分，是提高临床药物治疗学水平的重要手段。医疗机构应当建立健全系统化、标准化和持续改进的处方点评制度，开展处方点评工作，对处方实施动态监测及超常预警，登记并通报不合理处方，对不合理用药及时予以干预。

2. 处方点评的实施　医疗机构应当建立由医院药学、临床医学、临床微生物学、医疗管理等多学科专家组成的处方点评专家组，为处方点评工作提供专业技术咨询。医院药学部门成立处方点评工作小组，负责处方点评的具体工作。三级以上医院还应当逐步建立健全专项处方点评制度。

3. 处方点评的结果　处方点评结果分为合理处方和不合理处方。不合理处方包括不规范处方、用药不适宜处方及超常处方。

（1）有下列情况之一的，应当判定为不规范处方：

① 处方的前记、正文、后记内容缺项，书写不规范或者字迹难以辨认的；

② 医师签名、签章不规范或者与签名、签章的留样不一致的；

③ 药师未对处方进行适宜性审核的（处方后记的审核、调配、核对、发药栏目无审核调配药师及核对发药药师签名，或者单人值班调剂未执行双签名规定）；

④ 新生儿、婴幼儿处方未写明日、月龄的；

⑤ 西药、中成药与中药饮片未分别开具处方的；

⑥ 未使用药品规范名称开具处方的；

⑦ 药品的剂量、规格、数量、单位等书写不规范或不清楚的；

⑧ 用法、用量使用"遵医嘱"、"自用"等含糊不清字句的；

⑨ 处方修改未签名并注明修改日期，或药品超剂量使用未注明原因和再次签名的；

⑩ 开具处方未写临床诊断或临床诊断书写不全的；

⑪ 单张门（急）诊处方超过五种药品的；

⑫ 无特殊情况下，门诊处方超过 7 日用量，急诊处方超过 3 日用量，慢性病、老年病或特殊情况下需要适当延长处方用量未注明理由的；

⑬ 开具麻醉药品、精神药品、医疗用毒性药品、放射性药品等特殊管理药品处方未执行国家有关规定的；

⑭ 医师未按照抗菌药物临床应用管理规定开具抗菌药物处方的；

⑮ 中药饮片处方药物未按照"君、臣、佐、使"的顺序排列，或未按要求标注药物调剂、煎煮等特殊要求的。

（2）有下列情况之一的，应当判定为用药不适宜处方：

① 适应证不适宜的；

② 遴选的药品不适宜的；

③ 药品剂型或给药途径不适宜的；

④ 无正当理由不首选国家基本药物的；

⑤ 用法、用量不适宜的；

⑥ 联合用药不适宜的；

⑦ 重复给药的；

⑧ 有配伍禁忌或者不良相互作用的；

⑨ 其他用药不适宜情况的。

（3）有下列情况之一的，应当判定为超常处方：

① 无适应证用药；

② 无正当理由开具高价药的；

③ 无正当理由超说明书用药的；

④ 无正当理由为同一患者同时开具 2 种以上药理作用相同药物的。

知识链接

医生开具不合理处方会受到什么处罚

　　卫生行政部门和医院应当对开具不合理处方的医师，采取教育培训、批评等措施；医疗机构应当对出现超常处方 3 次以上且无正当理由的医师提出警告，限制其处方权；限制处方权后，仍连续 2 次以上出现超常处方且无正当理由的，取消其处方权；一个考核周期内 5 次以上开具不合理处方的医师，应当认定为医师定期考核不合格，离岗参加培训；对患者造成严重损害的，卫生行政部门应当按照相关法律、法规、规章给予相应处罚。

三、处方书写规定

（一）处方前记的书写

1. 处方前记的书写要清晰、完整，与病历记载相一致，不能有缺项。

2. 成年人的年龄要写具体岁数，不能笼统用"成"、"成年"等表示；婴幼儿、新生儿处方上要具体到月龄、日龄，必要时注明体重。儿童患者到急诊科或其他临床科室就诊时，要使用儿科处方。

3. 临床诊断要与临床用药相符，有几方面的疾病用药就要写几方面的临床诊断。不能用症状代替诊断，如发热、头晕等，但在诊断还未出来之前可以用症状待查来代替诊断，如发热待查、头晕待查等。

（二）处方正文的书写

1. 西药和中成药可以分别开具处方，也可以开具一张处方，中药饮片要单独开具处方。

2. 开具西药、中成药处方，每一种药品要另起一行，每张处方不得超过5种药品，包括注射剂的溶媒。

3. 中药饮片处方的书写，一般要按照"君、臣、佐、使"的顺序排列；调剂、煎煮的特殊要求注明在药品右上方，并加括号，如包煎、先煎、后下等；对饮片的产地、炮制有特殊要求的，要在药品名称之前写明。

4. 医生要使用药品通用名开具处方，使用规范的中文名称书写，没有中文名称的可以使用规范的英文名称书写；医疗机构或者医师、药师不得自行编制药品缩写名称或者使用代号，不得使用化学分子式、别名、习惯名或自造简写；医师开具院内制剂处方时要使用经省级卫生行政部门审核、药品监督管理部门批准的名称。

5. 处方中有规定作皮试的药品时，须在相应药品名称前注明皮试结果。

6. 任何药物的剂型不得省略，剂型以药品说明书为准。

7. 药品剂量与数量用阿拉伯数字书写，剂量要使用法定剂量单位：重量以克（g）、毫克（mg）、微克（μg）、纳克（ng）为单位；容量以升（L）、毫升（ml）为单位；国际单位（IU）、单位（U）；中药饮片以克（g）为单位。片剂、丸剂、胶囊剂、颗粒剂分别以片、丸、粒、袋为单位；溶液剂以支、瓶为单位；软膏及乳膏剂以支、盒为单位；注射剂以支、瓶为单位，应当注明含量；中药处方以剂为单位。

8. 药品用法包括剂量、给药途径、给药频次、注意事项。用法可用规范的中文、英文、拉丁文或者缩写体书写，要准确规范，不得使用"遵医嘱"、"照说明书服用"、"自用"、"备用"等含糊不清字句。

9. 开具处方后的空白处画一斜线以示处方完毕。处方已达5种药物且正文无空白处时可省略斜线。

10. 药品用法用量应当按照药品说明书规定的常规用法用量使用，特殊情况需要超剂量使用时，要在处方"诊断"栏注明原因并在剂量右上方再次签名。

11. 处方全文应以蓝色、蓝黑或黑色笔书写，字迹清楚，不得涂改；如需修改，要在修改处签医师全名并注明修改日期，每张处方修改不得超过两处，否则应重新开具。

课堂互动

根据《处方管理办法》开具处方，下列哪些项目可以使用或在处方中出现？

药品名称：V.C.、Vit.C.、感冒通、吗丁啉、心痛定、KCl、阿莫西林、penicillin。

临床诊断：上感、慢支、发烧、腹痛、COPD、肺Ca、毛细支气管炎。

给药途径：外用、局麻用、备用、点眼、滴右耳、冲洗用。

（三）处方后记的书写

1. 处方中所有签名均须签全名，不得仅签姓或名，更不得仅签代号。医生代码均应正确填写。

2. 处方医师的签名式样和专用签章要与药剂科留样备查的式样相一致，不得任意改动，否则要重新登记留样备案。

3. 后记中审核、调配、核对、发药的签名不得合并签名，要按调剂流程签名。

四、处方常用缩写词

表 3 – 1　处方常用缩写词

缩写	中文	缩写	中文
q. d.	每日一次	D. S.	给予、标记
b. i. d.	每日二次	D. t. d.	给予同量
t. i. d.	每日三次	M. D. S.	混合、给予、标记
q. i. d	每日四次	aa	各
q. o. d.	隔日一次	ad	加到、至
q. h.	每小时一次	q. s.	适量
q. 4h.	每四小时一次	co.	复方的
q. m.	每晨	No.	数目
q. n.	每晚	amp.	安瓿
h. s.	睡时	Aq. dest	蒸馏水
a. c.	饭前	Sol.	溶液剂
p. c.	饭后	Inj	注射剂
a. m.	上午	Syr	糖浆剂
p. m.	下午	Mist	合剂
p. r. n.	必要时	Emuls	乳剂
s. o. s.	需要时用	Tinct	酊剂
st！	立即	Lot.	洗剂
cito！	急速地	Linim	擦剂
Lent！	慢慢地	Garg	含漱剂
i. h.	皮下注射	Gutt.	滴眼剂
i. m.	肌肉注射	Pulv	散剂
i. v.	静脉注射	Tab.	片剂
i. v. gtt	静脉滴注	Pil	丸剂
us. ext	外用	Caps	胶囊
o. l.	左眼	Supp	栓剂
o. d.	右眼	Ung.	软膏剂
Rp.	取	Ocul.	眼膏剂
S.	标记	Ol.	油剂

第二节 医院药品调剂基本知识

调剂是指配方发药，又称调配处方。药品调剂过程是配方药师参与患者药物治疗过程、体现专业价值的重要步骤，药品调配是否及时、准确，直接影响到患者药物治疗的安全性和治疗结果，是药学服务的步骤之一，是集专业性、技术性、管理性、法律性、事务性、经济性于一体的活动过程，需要药师、医师、护士、患者(或其家属)、会计等相互配合、共同完成。

一、药品调剂室的设置

(一) 药品调剂室的分类

医院药学部(科)调剂部门可依据其所处的医疗区域、服务对象(患者)及药品类别的不同分成不同的工作室。

1. **按医疗区域的不同** 可设立住院调剂室、门诊调剂室和急诊调剂室等部门。

2. **按服务科室的不同** 可设立儿科调剂室、传染科调剂室、内科调剂室、外科调剂室、病区调剂室等部门。

3. **按药品类别的不同** 可设立中药调剂室、西药调剂室、新特药调剂室、特殊药调剂室等部门。

调剂部门的设置以方便临床和患者取药为原则，如门诊调剂室应尽量集中设置和管理，方便患者取药，但住院调剂室过于集中，不利于开展药学服务工作，国外目前已倾向于设置病区卫星药房，方便临床药品供应及参与临床药物治疗过程，部门设置过多易造成重复设置和人员浪费。

(二) 药品调剂室的布局

1. **调剂室的面积及位置** 调剂室的面积取决于医院的性质、等级、床位数、患者流量、处方调配方式及调剂室类型等因素。

(1) 门诊调剂室 二级医院日门诊量 $100 \sim 500$ 人次，调剂室面积 $80 \sim 100 m^2$；日门诊量 $501 \sim 1500$ 人次，调剂室面积 $110 \sim 160 m^2$；日门诊量 $1501 \sim 2500$ 人次，调剂室面积 $160 \sim 200 m^2$。三级医院日门诊量 $1501 \sim 2500$ 人次，调剂室面积 $200 \sim 280 m^2$；日门诊量 2500 人次以上，每增加 1000 人次，调剂室面积递增 $60 m^2$；日门诊量大于 4500 人次，每增加 1000 人次，调剂室面积递增 $40 m^2$。

(2) 住院调剂室 二级医院病床 $100 \sim 500$ 张，调剂室面积 $80 \sim 180 m^2$。设置有静脉用药集中调配中心的，住院调剂室的面积应减少约 30%。三级医院病床 $501 \sim 1000$ 张，调剂室面积 $180 \sim 280 m^2$；病床 1000 张以上，每增加 100 张床位，调剂室面积递增 $20 m^2$。设有静脉用药集中调配中心的，住院调剂室的面积应当减少约 30%；只对危害药物和肠外营养液实行集中调配的，应当根据其调配规模和工作量减少 $5\% \sim 10\%$。

（3）中药调剂室　中药调剂不同于西药调剂，其独特的配方过程与药物体积对房屋面积与通风设施的要求较西药为高，中药调剂室用房面积应与调剂工作量相适应。二级中医院中药饮片调剂室面积不低于 $80m^2$，中成药调剂室面积不低于 $40m^2$；三级中医院中药饮片调剂室面积不低于 $100m^2$，中成药调剂室面积不低于 $60m^2$。

调剂室的位置，应以方便患者或护士取药为原则，同时考虑调剂部门药品进货的便捷，一般调剂部门设置于低楼层、出入方便之处。在大型三级医院，由于工作量大，为了便于管理和药师的专业化发展，可以考虑设置卫星药房，卫星药房的位置可视具体情况而定。

2. 调剂室窗口的设置　根据各医院的工作量及调配模式来设置发药窗口的数量。在门（急）诊科可设各科混合发药窗口，也可设专科发药窗口。急诊患者多的医院，应单独设立急诊患者发药窗口或专设急诊药房，对于传染病应单设药房与窗口，与非传染病患者分开，并严格实行消毒隔离规定，儿科与成人取药处应尽量分开。门（急）诊药品调剂室要实行大窗口或者柜台式发药。

为提高用药安全性，在各药房设立药学服务咨询窗口，咨询窗口与发药窗口保持适当的距离，减少咨询人员与取药人员相互影响。

3. 调剂室的内部布局　调剂室内应设有调配发药、药品储藏、分装、资料室（兼作电脑操作室）等功能区；若实行中心摆药的，还应设立摆药室、摆药核对室等。各功能区应按流程毗邻相连，以方便工作，提高效率和便于管理。

二、药品调剂工作的内容和性质

（一）药品调剂工作的内容

医院药学部（科）的调剂工作大体上可分为门诊调剂（包括急诊调剂）、住院调剂和中药调剂三部分。调剂工作的内容主要包括以下几方面：

1. 对处方用药和医嘱用药适宜性进行审核。

2. 进行药品分装，实现住院病人口服药物单剂量摆药。

3. 负责门诊和住院病人处方的调配及临床各科请领单的配发。

4. 监督并协助病区（科室）做好贮备药品管理和安全、有效、经济地使用。

5. 做好药品的请领、保管工作，在保障药品及时供应的同时，防止药品积压和浪费，并做好药品的分装工作，确保药品质量。

6. 积极筹划抢救危重病人的用药。

7. 严格高危药品、毒性药品、易制毒药品、麻醉药品和精神药品等使用管理。

8. 加强对限用药品和效期药品的管理。

9. 介绍药品知识和供应情况，推荐新药或代用品。

10. 为病人和医、药、护工作人员提供咨询服务，收集药品不良反应，做好上报工作。

11. 肠外营养、抗菌及抗肿瘤药物等在内的静脉药物的配制。

随着自动发药机、单剂量摆药机等新技术的普及，调剂工作的内容、内涵、重点还会更快地向"以病人为中心"，为患者提供全程化的药学服务的模式转变。

（二）药品调剂的性质

药品调剂工作是药学技术服务的重要组成部分，具有工作环节多、服务对象广、质量要求高、执法性强等特点，是专业性、管理性、法律性、事务性、经济性综合一体的活动过程。要求专业人员具有良好的职业道德、扎实的专业基础及规范的工作行为，及时准确地调配处方，保证临床用药的安全、合理、有效和经济。由于调剂部门涉及的药品多、金额高、部门人员多，科学有序的调剂管理是保证医院经济效益和社会效益的基础。

三、药品调剂室的规章制度

为确保调剂工作的准确、快速、有序进行和调剂室药品的科学管理，调剂室应建立一系列的工作制度，如岗位责任制度、查对制度、领发药制度、特殊药品管理制度、效期药品管理制度、调配差错预防和处理制度、药品不良反应监测和报告制度、药品销后退回管理制度、药品分装管理制度、用药咨询制度、中药调剂制度、交接班制度等来创造一个有序的工作环境，提高药品调剂质量，保证患者用药安全有效。下面简单介绍几项工作制度的内容。

（一）岗位责任制度

从收处方到药品的发放，这一过程在药房内是需要经过多个环节的，每个岗位必须按其操作规程进行有序的工作。药房的审查处方、划价、调配、核对、发药及药品分装、补充药品、处方统计与登记、处方保管等工作岗位，无论哪个岗位都应有明确的职责范围、要求和标准。药房工作人员岗位责任制的内容要求具体化、数据化，这样便于对岗位工作人员进行考核检查。药房工作人员除确保药品质量和发给患者药品准确无误外，还应明确药房工作环境的卫生责任，并应经常进行对患者热情服务方面的教育。

（二）特殊药品管理制度

调剂室领用的特殊药品（如麻醉药品、精神药品、医疗用毒性药品），应严格按特殊药品管理办法及相关管理法规要求执行，切实规定和落实特殊药品在调剂室的使用、调配、保管必须严格执行有关管理办法。经考核合格后取得麻醉药品和第一类精神药品处方权的医师必须签名留样。经考核合格的药师取得麻醉药品和第一类精神药品调剂资格。有麻醉药品处方权的医师应当按照卫生部制定的麻醉药品和精神药品临床应用指导原则，开具麻醉药品、精神药品处方。医疗用毒性药品的处方用量严格按照国家有关规定执行。麻醉药品实行专人保管、专柜加锁、专账登记、专册记录（使用情况）、专用处方"五专"管理。放置麻醉药品的药房和药柜必须安全牢固。麻醉药品、精神药品必须专账、专册登记，处方用后另行保管。麻醉药品、精神药品报损须向食品药品监管部门申请，获批准后，在该部门人员监督下方可销毁。

（三）效期药品管理制度

调剂室对效期药品的使用应注意按批号摆放，做到先产先用，近期先用。应明确规定实行专人定期检查，并做好近效期药品登记表；发现临近失效期且用量较少的药品，应及时上报，以便各药房之间调配使用。调剂室对距失效期一定时间的药品不领用；发给患者的效期药品，必须计算在药品用完前距失效期应有一个月的时间。效期药品的管理制度主要是保证药品质量，避免管理失误造成医疗纠纷和经济损失。

（四）调配差错预防和处理制度

药师在调配药品的过程中，必须做到将正确的药物和准确的数量发给相应的患者。每个工作人员必须掌握必要的预防措施以减少和预防调配差错的发生。制度应涵盖药品贮存、摆放、处方调配、发药、用药交待等过程。发生调配差错后，要及时登记、上报，尽快采取补救措施。调配差错登记一方面是对医师处方差错进行登记，另一方面是对药品调剂人员调配和发药的差错登记。应对差错出现的原因、性质和后果进行定期分析，提出整改措施，以利于提高医师和药师水平。一般与经济利益结合的差错登记制度有利于提高医药人员的责任心。

（五）药品销后退回管理制度

原则上调剂室的药品一经发出，非医方原因概不退还。药品退回必须要有严格的条件，明确什么情况下可以退回，什么情况下不得退回。药品退回必须要有一定的审批程序。退回的药品必须是本院调剂室发出的，批号相符；药品包装完整、清洁；封口密闭完好；特殊条件保存的药品须能证实其保存条件符合要求。药品退回后，要有一定的处理程序。总之，要保证退回的药品质量完好。

（六）药品不良反应监测和报告制度

药品不良反应（又称 ADR）是指药品在正常用法用量下出现的与用药目的无关的或意外的有害反应。按照国家《药品不良反应报告和监测管理办法》规定，药师有责任、有义务进行 ADR 的监测和报告。调剂室处于用药的第一线，门诊、急诊患者的用药效果都会直接或间接地反馈给药品调剂人员，调剂人员应将收集的药品不良反应信息及时上报医院 ADR 监测小组。

药学部(科)具体承担对临床和门诊调剂室上报的 ADR 报告表的收集整理、分析鉴别，向临床医师提供 ADR 的处理建议，负责汇总本院 ADR 资料并上报及转发上级 ADR 监测机构下发的 ADR 信息材料。

四、药品调剂工作的流程

（一）调剂工作的流程

药品调剂过程分为 7 个步骤，具体流程如图 3-1 所示。

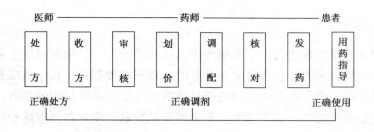

图 3 - 1　药品调剂流程

（二）调剂工作的步骤

1. 准备工作　包括请领药品、准备包装材料、清查药品存量和按照一次处方量分装药品。

2. 接收处方　指从患者处接受处方或从医护人员处接受请领单、处方。

3. 审核处方　药师收方后，首先要细心审读处方，进行处方用药适宜性审查。审查内容包括规定必须做过敏皮试的药物，处方医师是否注明过敏试验及结果的判定；处方用药与临床诊断是否相符；剂量、用法是否正确；剂型与给药途径是否相符；有无重复给药现象；是否有潜在临床意义的药物相互作用和配伍禁忌等。如果存在用药不适宜时，应当告知处方医师，请其确认或者重新开具处方；如果发现严重不合理用药或者用药错误，应当拒绝调剂，及时告知处方医师，并应当记录，按照有关规定报告。遇到药品短缺应将处方退回，并建议更换其他代用药品，调配药师不得自行更改。对于不规范处方或者不能判定其合法性的处方，不得调剂。

4. 调配处方　配方时按处方书写的顺序取药，注意处方内容和配发药品的一致性；准确调配药品，正确书写药袋或粘贴标签，注明患者姓名和药品名称、用法、用量、包装。遇有药品变色、霉变、过期、失效的不得配发；对大输液，发出前要进行澄明度检查。如对药品有疑问，需核实无误后再行调配。

5. 检查核对　调配处方药师在药品配齐后将药品与处方一起交给复核药师核对，复核药师根据处方管理办法中的"四查十对"原则，再对处方仔细核对，确信无误后方可发药。"四查十对"的内容是：查处方，对科别、姓名、年龄；查药品，对药名、规格、数量、标签；查配伍禁忌，对药品性状、用法用量；查用药合理性，对临床诊断。

6. 发药和用药指导　发药是药品调剂的最后一关，药师复核药品无误后，按处方呼唤患者全名发给药品，并详细交待药品用法、注意事项等，做好用药指导，尤其对老年及不识字的患者，必须反复交待。

在"审核、调配、核对、发药"四个环节中，仅"调配"环节可以由药士职称人员完成，其余环节必须由药师以上职称人员（含药师）完成。

药品调配完毕，配方、复核药师都应在处方上签字以示负责。如果处方的全部调剂环节是由一位以上药师完成，完成不同环节的药师则应在处方后记的"审核、调配、核对、发药"中对应的地方签全名。处方后记的签名能够比较准确地反映出处方调剂流程是否得到有效执行。

五、药品调剂质量管理

准确调配处方是实现患者安全有效使用药品的关键，一旦调配时发生差错事故，轻者延误患者的治疗，重者给患者带来不应有的生理和心理创伤，甚至造成死亡。药师在调配药品的过程中，必须做到将正确的药品和准确的数量发给相应的患者。提高窗口人员的业务素质加强核对和双签字制度，发出的药品数量、质量必须准确和优良，采用客观指标评定调剂质量，减少各类差错。因此，预防差错的发生，提高药疗的安全性，是调剂工作管理的重要内容。

（一）常见差错类型

1. 调配差错　包括：① 处方错误，因医师不了解药品物品名、剂量、规格、配伍变化、用法或笔误而书写错误的处方，收方、调配及发药者未能检查发现，依照错误处方调配。② 配方者错误调配药品品种、规格、剂量，配发了过期、失效、生霉变质的药品。

2. 标示差错　配方人员在药袋、瓶签等容器上标示患者姓名、药品品名、规格、用法用量时发生错误，或张冠李戴，致使患者错拿他人药品。

3. 发药差错　①处方调配后，药师在发药时未认真执行"四查十对"，未核对患者身份，致使患者拿错药。②药师在发药交待时，交待内容错误，或患者没有明白交待内容，造成患者错误用药。

（二）发生差错原因

1. 责任心不强　工作粗疏，过于自信，责任意识不强，没有严格按照处方调配操作规程进行检查、核对。

2. 规章制度落实不严　调配人员不严格执行处方调配制度流程，调配程序混乱，分工不明确。

3. 专业知识欠缺　不熟悉本职业务，药学基础知识不扎实，或不懂装懂。药学工作人员轮转频繁也是造成业务不精的原因之一。

4. 管理不到位　管理人员缺乏管理技巧，不善于随时发现问题，或对小问题小缺点疏于解决，尤其是发生差错后，没有认真调查分析、查找原因、及时采取整改措施。

（三）差错的预防

经常性的行政管理工作是保证调剂质量的重要环节，管理应以预防为主。每个工作人员必须掌握必要的预防措施以减少和预防调配差错的发生。

1. 加强思想教育，强化安全意识　调剂人员应树立全心全意为患者服务的思想，牢固树立"安全第一"的观念，形成人人关心质量、人人参与质量管理的风气。

2. 严格落实规章制度，规范执行操作规程　要提高调剂质量，首先应制定和完善各项规章制度，做到每项工作都有严格的操作规范。目前，医院药学部(科)已建立完善的岗位操作规程、岗位职责、配方窗口工作制度等，其目的就是通过规范操作行为，将差错的发生率降到最低。

3. 加强学习培训，提高业务素质　专业水平不高是发生药疗差错的重要原因。要解决这一问题，需要加强基础理论学习和实践技能培训。药学部（科）要制订适宜的专业培训计划，定期培训考核，成绩与评先评优、职称晋升等挂钩，从而促进调剂人员整体素质的提高，减少药疗差错事故的发生。

4. 及时讲评分析，总结经验教训　平时发现有调配缺陷就应该及时分析，不轻易放过。一旦发生差错，必须认真分析查找、及时总结工作方法、吸取教训。对于发现的先进工作方法，应及时总结表扬，鼓励先进，激励后进；应按岗位责任，层层把关，堵塞漏洞。认真汲取事故中的教训，做到三个"不放过"：① 差错事故的原因未找准不放过；② 责任者未接受教训不放过；③ 整改措施未执行不放过。

5. 合理安排工作，人员配备适宜　不合适的工作负荷也是造成差错发生的诱因，长时间紧张的工作或超负荷的工作量易使工作人员产生疲劳，从而降低工作质量；但工作量过少也会使人员精神涣散，无所事事，造成人力资源的浪费。因此，在工作中应注意调整窗口服务人员，有条件的单位可定时更换前后台人员，缓解压力。

（四）差错的上报与处理

医院要建立差错处理预案。一旦发现调配差错要及时汇报上级药师或科室领导，根据差错后果的严重程度，分别采取救助措施，避免差错对患者造成进一步的伤害，可以请相关医师帮助救治、到病房或患者家中更换、致歉、随访，取得谅解。若遇到患者自己用药不当、请求帮助，应积极提供救助指导，并提供用药教育。任何隐瞒、个人私下与患者达成协议的做法都是错误的。

差错处理后，要形成一份药品调配差错报告提交给科室领导。报告内容包括：①差错的事实；②药房是如何发现该差错的；③确认差错发生的过程细节；④经调查确认导致差错发生的原因；⑤事后对患者的处理；⑥对杜绝再次发生该类差错的建议；⑦该处方的复印件；⑧改进意见。

药剂科主任应及时修订工作流程，以利于防止或减少类似差错的发生。必要时，要将所发生的重要差错向医疗机构管理部门报告，由医疗机构管理部门协调相关科室，共同杜绝重要差错的发生。

（五）工作质量评估

1. 处方调配差错率　建立配方差错登记制度。差错事故直接影响到调剂质量，应采取一切措施避免差错事故发生。为便于查找原因，总结经验教训，采取防范措施，调剂室应设立配方差错登记本，对药学人员发生的差错事故，及时登记，统计处方调配差错率。

对发生差错的人员可按医院规定给予一定的处罚，而对达到万张处方无差错的调剂人员可予以奖励。

2. 不合理处方漏检率　不合理处方是指医生处方书写不符合规定，用法、用量书写错误或会产生不良配伍的处方。不合理处方漏检率是指调剂人员在调配处方审方时应该检出而未检出的不合理处方数占配方总数的比率。通常在每月或每季质量检查时为便于操作可随机抽取 100 张处方来检测其中的不合理处方数。该指标可以反映出调剂人员在调配处方时是否认真审核处方。

第三节　西药调剂业务

医院西药调剂室又称西药房，是调配西药处方的场所，一般分为门诊调剂室、急诊调剂室、住院调剂室等。虽然服务对象均为患者，但调配业务则有一定差异。

一、西药调剂室的药品管理

（一）药品的领取

药品的领取是调剂室一个定期、计划性的工作，具有定时性、定向性、稳定性的特点，其目的是及时补充调剂室的药品二级储备，保证配方用药。调剂室宜设专人定时对药品柜、橱架内现存的药品进行检查，并根据药品的消耗情况、季节变化、库存量、货位空间、药品效期情况，综合确定所需补充或增领药品的品种和数量，填写药品领用单，并将该单在领取药品的前一天递交药库有关人员备药。对缺项的药品，应根据药库通知及时更改品种或作其他处理。调剂室领取药品注意事项：

1. 保持调剂室药品品种相对稳定，在无特殊情况下，一般对列入医院基本用药目录的药品要备足数量，避免缺药。

2. 领药人员对领取的药品，应按领用单当面验收（包括数量、质量、效期、生产企业、规格等），逐一进行核对，收发双方均应在药库药品发放凭证上签字并分别留存。数量不符或药品质量不合格者，应及时退回药库处理。

3. 特殊药品（毒、麻、精神药品）应单独编号列单领取，各环节应符合特殊管理药品有关法规要求。调剂室应及时将所领药品定位存放和合理分流、登记入账。

（二）药品的分装

药品分装是将大包装药品分装成协定处方规定包装量的过程，是药品准备的过程之一，其目的是为了提高窗口配发药品的速度和准确性，方便患者服用药品。由于制剂工业的发展，药品包装已趋于小型化（单剂量包装），需要分装的药品品种逐渐减少。

药品分装具有分散化和流动性的特点，因而必须确保其分装准确无误；由于药品的生产和包装应符合药品生产质量管理规范要求，而药品分装不免有药品包装开启和裸露过程，所以为保证药品质量，药品分装工作必须满足以下要求。

1. **分装室的环境**　药品分装应有专门的分装间，室内应备有消毒设备及空气层流净化装置，并建立质量卫生操作规程。药品分装完毕，分装容器应清洁、消毒。

2. **分装设备** 分装设备(如数控分片机、散剂分包机)要及时清洁和保养,天平和量具要定期校验。

3. **分装容器与包装材料** 分装容器与包装材料质量要符合卫生标准,分包装上至少应清楚地标明药品名称、规格、数量、分装日期、有效期等。

4. **人员要求** 药品分装应由经过专门训练的人员担任,并由药士以上职称的专业技术人员负责。

5. **分装的质量控制** 分装前应仔细查对原包装药品的名称、数量、剂型、规格、出厂日期是否与计划分装的药袋相符,核对无误后,方可分装;分装时要检查药品质量及原包装上的有效期,对有疑问的药品,必须核实无误后方可分装;注意不可将品名相同,而规格、效期不同的药品混装于同一药袋;严禁同时在同一分装间分装不同的药品或不同规格的相同药品;为保证药品质量,一般分装量以 3～7 日的消耗量为宜;严格执行核对制度,分装后的药品应由第二者进行核对签字。

(三)药品摆放

药品在调剂室的摆放又称为药品的陈列。在药品调剂室、药品储藏室中科学合理摆放药品,对提高调剂工作效率、降低差错事故发生有直接影响。摆放药品的方法有多种,可根据调剂室的类型、规模、面积大小等实际情况选择一种方法或采用综合分类方法摆放。

调剂室一般采用移动组合柜、固定货架和保险柜作为药品二级库储存单位,货架布局以集中有序、就近存取、分类存放药品为原则,应达到既减少工作人员的工作量,又使存储药品一目了然的目的。

药品的分类和摆放总体以剂型为主分类,大致分为口服固体剂、小针剂、大输液、口服液体剂、酊粉膏剂、其他外用药剂等;个体按特殊用途分类,如急救药品、麻醉药品、精神药品、高危药品、贵重药品、生物制品及其他低温保存药品等。先根据大类摆放,然后再按药品的用途或药理作用分类摆放,具体类别可参照《新编药物学》目录的编排方法,也可参照世界卫生组织(WHO)药品大类分类方法。

药柜内药品应标示清楚,定位存放,除考虑药品的剂型和药理作用外,还应兼顾配方方便;贮放零散药片的装置瓶或药瓶定位放置于药架上,装置瓶瓶签应注明药品的中文名、外文名、规格、常用剂量、药价、效期等;瓶签字迹清楚;药品摆放要有序,近期在前、远期在后,同种不同效期的药品不得混放;常用药在前、非常用药在后,并采用醒目的警示标签;体积大且重的药瓶放于药架较低的位置,体积小而轻或不常用的药品放在上层,常用药放在中层以方便取药。注射输液类放在专用架上,协定的药品包装放在特制的多抽屉药柜内。麻醉药品、精神药品和毒性药品放在保险柜内。相似的高危药品应有明显的标示进行区别。

二、门诊调剂

门诊西药调剂室不仅担负着门诊药品的请领、调配、发放、保管工作,还担负着向医务人员提供药学信息、介绍新药知识、协助医师选药、向患者提供药物咨询服务、监察不合理用药等药学服务工作，门诊调剂室在临床药物治疗中发挥着日益重要的作用。

（一）门诊调剂工作的特点

1. **随机性** 门诊药房直接服务于院外患者，工作任务随到院患者的数量、病种等情况的变化而不断发生变化。患者来源的随机性，导致了门诊调剂工作的随机性。

2. **规律性** 虽然门诊调剂工作呈现一定的随机性，但在不同地区和不同季节，疾病的发生仍有一定的规律。门诊患者疾病谱较广、慢性病较多、诊治时间较短，门诊调剂室以治疗慢性病、常见病药物为主，剂型以口服、外用为多，注射用药相对较少。门诊调剂工作人员应根据所在医院规模大小、所处的地理位置、患者的固定流量等因素，经过准确的调查研究，制定合理的用药计划。

3. **终端性** 门诊调剂是患者经诊断后，采用药物治疗的最后一个环节，往往也是患者在医院接受医疗服务的最后部门，具有终端性。服务质量的好坏会直接影响患者对医院的印象及治疗效果。如果药房服务到位，不仅可以化解其他环节给患者带来的矛盾，让患者满意地完成就医过程，还可减轻疾病带来的不适；反之，可能产生和激化矛盾，甚至加重患者的病情。另外，应加强合理用药的监察工作，发现问题，及时与医师联系并及时修正，调配药师对错误处方有权拒绝调配；同时，由于一般患者对药品不十分了解，调剂工作质量往往缺少外部监督，发现调配差错时往往对患者已造成损害，所以门诊调剂室应有严格而完善的规章制度，严格调剂操作规程，严防差错事故。

4. **社会性** 门诊调剂室直接面对来自社会各个阶层的患者，患者文化素养、经济状况、性别、年龄、疾病类型各不相同。所以药师不仅需要有扎实的专业知识，更需要有良好的心理素质和交流技巧面对不同的服务对象。

5. **紧急性** 一般医院的急诊调剂工作往往由门诊调剂室承担，也有单独设置的。因急诊患者起病急、病情严重，所以急诊调剂具有紧急性。调节水、电解质和酸碱平衡药及注射剂使用比例相对较高。调剂人员应及时备好急救药品。

6. **药学服务性** 现代药事管理模式要求"以患者为中心"提供药学服务，药品调剂工作逐渐从药品供应服务型向安全合理用药技术服务型转变，药学服务在调剂工作中占有越来越重要的地位。门诊药师的药学服务主要有审查处方的适宜性、指导患者依照医嘱合理使用药品、提供常用药品信息、解答药学咨询、向医师提供合理用药建议以及药物再评价等。

（二）门诊调剂工作的程序

合理正确的门诊调剂工作程序是确保调剂快速、准确，保证调剂质量的重要因素。门诊调剂的一般程序如图 3-2 所示。

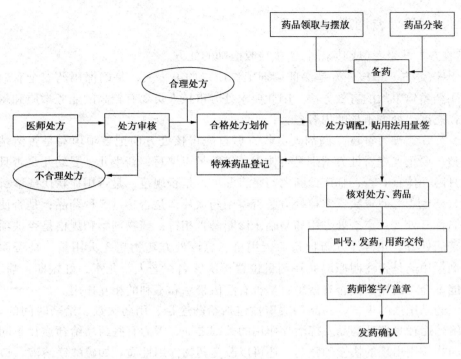

图 3 - 2　门诊调剂的一般程序

（三）门诊调剂工作的方式

根据调剂工作量和调剂人员的多少，门诊调剂工作可采用不同的配方方法，以提高配方效率，减少差错事故的发生。一般门诊调剂常采用以下 3 种方式。

1. 独立配方方式　审方、调配、核对、发药均由一人完成，容易出现差错。这种方式适合于专业人员紧缺或工作环境紧凑的单位，如适用于小药房或急诊药房等。

2. 协作配方方式　整个配方过程由几个人协作完成。一般由一人收方和审方，一人配方，另设一人核对和发药。这种方法分工具体，工作有序，药品由第二人或第三人核对后发出，可减少差错，但需要较多人员。此法适用于多数医院门诊药房及候诊患者较多的情况。

目前，有部分医院将门诊调剂工作分为前台和后台两部分，前台药师负责收方、审核、核对、发药工作，后台药师负责调配工作；前台实行开放式柜台服务，后台实行封闭或半封闭服务。这样的调剂室会让患者感到更整洁、更舒心，能够让药师与患者平等交流，良好沟通，做好用药交待和药学咨询服务工作；但这对药师的业务素质、沟通能力、服务态度等提出了更高的要求；另外，当处方调配有误时，前台与后台沟通不便。

3. 自动发药机方式　随着科技进步和我国经济的快速发展，最近几年国内一些医院开始逐步建立自动化药房，自动发药机的使用也越来越多。自动发药机完成药品调配过程，药师完成收方、核对、发药工作，药师借助合理用药软件审核处方。

（四）门诊处方调剂

1. **收方** 从患者（或其家属）手中接收医师的处方。

2. **审核处方** 审核处方是保证调剂工作质量的第一关，是确保用药安全有效，防止医疗用药差错事故的有效方法。因此要求处方审核人员要有较高的业务素质和耐心细致的工作态度。处方审核的内容包括：

（1）处方前记的审核 调剂人员收方后首先审核处方前记各项填写是否清楚、正确、完整。要重点查看处方费别是否钩划；年龄是否填写，新生儿、婴幼儿是否具体到日龄、月龄，体重有否；临床诊断书写是否漏项，是否规范，是否用症状代替诊断。

（2）处方正文的审核 审核处方是否有中药饮片，是否超过5种药品；是否使用药品通用名称开处方；审查处方用药与临床诊断是否相符；药物剂型和规格是否缺项或不规范；普通处方、儿科处方药物超7天用量、急诊处方药物超3天用量，是否注明原因；超剂量用药是否注明原因并在剂量位置再次签名；老人、儿童、妊娠期、哺乳期、肝肾功能不全者的用药是否有禁忌；是否有配伍禁忌和不利的相互作用。

加强药品用法的审核，药品用法审核包括给药途径、用药次数、给药时间的审查。正确的给药途径是保证药品发挥治疗作用的关键之一，因为有些药品给药途径不同，不仅影响药物作用出现的快慢和强弱，还可以改变药物作用性质。如硫酸镁溶液，口服给药时可产生导泻作用，注射给药时可产生降血压和抗惊厥的作用，外用还可以消肿止痛。因此，调剂人员应熟悉各种药品常用的给药途径，以便根据药物作用性质和病情需要正确调剂，同时还要审查剂型与给药途径是否相符。药物的服用时间（如饭前饭后等），须根据具体的药物而定。如催眠药应在睡前服用；抗酸药、胃肠解痉药（如溴丙胺太林）多数在饭前服效果较好；驱虫药宜在空腹时服用，以便迅速进入肠道，并保持较高的浓度。但对胃肠道刺激性较强的药物（如吲哚美辛、阿司匹林、铁剂）宜饭后服用。饭后服因食物会影响药物的吸收，一般吸收较慢，出现疗效也会较慢。正确的给药次数是维持体内药物浓度稳定的保证，使患者获得最大药物疗效。如抗高血压药、β-内酰胺类抗菌药物等需要持续的血药浓度才能保证疗效。审核方法是注意对照医师处方书写的药品用法和药品说明书中该药的用法是否一致，同时还要注意审查对规定必须做皮试的药物（如青霉素），医师处方中是否注明需做过敏试验。

（3）处方后记审核 处方后记中医师签名或印章必须与药剂科留样签字相一致，更不得漏签。

如果经处方审查后，判定为不合理处方时，应拒绝调剂，并及时告知处方医师，请其确认或重新开具处方，并记录在处方调剂差错记录表上。

3. **处方的划价** 医师处方经收方审查后，按处方所列药品的名称、规格和数量，进行计价。目前已基本采用计算机计价，提高了工作效率。

4. **处方的调配** 经审核合格的处方应及时调配，为确保配方准确无误，应注意做到：①严格遵守操作规程，准确数取或称取药品，严禁用手直接取药或不经称量估计取药。②配方前要仔细检查核对装药瓶标签上的药品名称、规格、用法用量。③要有秩序地进行调配，急诊处方要随到随配，其余处方按先后顺序进行调配。装药瓶等用后要及时放回原处，防止忙中出错。④发出的药品应正确书写药袋或粘贴标签，注明患者姓名和药品名称、用法、用量及用药注意事项。⑤药品配齐后，与处方逐条核对药名、剂型、规格、数量和用法。⑥调配好一张处方的所有药品后再调配下一张处方，以免发生差错。⑦书写注射通知单，应将患者姓名、药品名称、规格、剂量、每日注射次数、注射方法等项目书写在注射通知单上（注射前必须进行皮肤过敏试验的药物，务必在注射通知单上注明是否需要皮试），以便护士依据注射通知单要求给患者注射。⑧对处方所列药品，如系暂缺药品，应与医师联系，由医师决定是否调换。⑨核对后，配方人签名。⑩调剂麻醉药品、精神药品及医疗用毒性药品时应按照相应法规进行调配使用。患者使用第一类精神药品注射剂，再次调配时，应当要求患者将原批号的空安瓿交回并记录数量。收回的麻醉药品、第一类精神药品注射剂空安瓿由专人负责计数监督销毁，并作记录。

急诊处方调配必须迅速及时，忙而不乱，严防忙中出错。接到黄色急诊处方，应优先调配，暂时中止其他普通药品调配，保证急救药品及时供应，确保急救患者用药需求。急救药品调配要简化程序，必要时整个调剂步骤可由一名药师单独完成，但调配时应严格注意调配的准确性，反复核对，以确保调配出的药物无误。调配急救药品时，为保证抢救用药的及时供应，取药手续在必要时可以适当简化，如急救药品可以先发药，再补办收费手续；麻醉药品在无授权医师签字时，可先调配，然后再补签手续等。

5. 核对检查　处方药品调配完成后应进行核对。核对是保证配方质量、确保用药安全的重要步骤，必须由药师以上药学专业技术职务资格的人员负责复核。核对时应仔细核对所取药品与处方药品的名称、规格、用法、用量、数量及患者姓名是否一致，用药注意事项是否书写完整，并应逐一检查药品外观质量是否合格（包括形状、颜色、澄明度等）。经核对所配处方正确无误后，核对人员签字。

6. 发药　发药是调剂工作的最后一个环节，要使差错不出门，必须把好这一关。发药时应主动热情、态度和蔼，并且应注意做好以下工作：

认真核对患者姓名与处方姓名是否一致，防止差错事故发生。窗口发药时应先呼唤患者姓名，得到回应后，核对确认，才能将药品逐一发给患者或家属。同时交待每一种药品的用法、用量以及有关药品应用注意事项，对于特定的用法与用量以及特殊的使用方法等应详细说明，直至取药者完全理解。如发放外用药剂应说明用药部位及方法，且强调"不得内服"。混悬剂、乳剂发放时要交待"用时摇匀"。抗组织胺药、镇静药和催眠药服用期间要嘱咐不得驾驶车辆等。服药后可引起大小便颜色改变的也应向患者交待。

有的滴眼液（如利福平、吡诺克辛）将药片与溶剂均装在同一个包装内，临用前须将其配成溶液才能使用，如果发药时不交待用法，患者可能会将此药片口服，仅用其溶剂滴眼，因此要将溶解方法交待清楚。还有的药瓶中装有干燥剂，不详细交待时有可能被患者误服。

由于有些食品会对药物产生不良影响，因此，发放药品时，应根据药物的特性，告知患者用药时应控制哪些饮食，以提高药物的疗效。此外，发药时还应注意尊重患者的隐私，对患者的询问要耐心解答，做好门诊用药咨询服务工作。近年来提倡大窗口敞开式柜台发药，这样药师与患者可以面对面沟通，有效地为患者提供药学信息服务并完成用药咨询，为今后开展药学保健创造条件。

知识链接

给药次数

按时服药次数	具体要求
每日服 1 次	每日在同一固定时间服用
每日服 2 次	早晚各 1 次（一般早 8 时、晚 8 时各 1 次）
每日服 3 次	早中晚各 1 次
每日服 4 次	早 8 时，中午 12 时，下午 4 时，晚 8 时各 1 次
间日服 1 次或间周服 1 次的长效制剂	按说明书或医嘱服用

三、住院调剂

住院调剂室，又名住院药房、中心药房、住院配方室、病区药房等，主要承担病区药品的供应和管理，是医院药剂科的重要组成部门。

（一）住院药品调剂工作的特点

住院调剂室服务对象主要为住院患者，流动性小，相对稳定；药品的供应模式多样，有摆药、领药方式等；住院患者病情复杂，医嘱变化多样，要求住院调剂室能随时提供服务。其工作主要特点是：

1. **药品管理任务重**　住院调剂室面向住院患者，由于住院患者重症患者多、手术患者多、患者病程长、病情复杂，因此用药要求复杂；药品品种要求齐全，供应量要充足，因而加强药品管理尤为重要。

2. **配方发药方式不同**　住院调剂室的调剂方式和业务组织形式不同于门诊、急诊，除少数凭处方发药外，一般不直接面对患者，可以按医嘱实行中心摆药或凭病区请领单、处方发药。各医院可根据自己的实际情况和有利于药品管理为前提，选择合适的供药方式。

3. **业务技术知识面宽**　住院调剂室面向临床科室和住院患者，既是药品供应管理的业务部门，又是开展临床药学研究、实行药品监督的职能部门，技术性和咨询服务性要求高。因此，要求药学人员专业知识全面，交流能力强。

4. **工作负荷差异较大**　住院调剂室药师的工作时间内忙闲程度差异较大，主要受医师查房、下医嘱等因素的影响，为临床服务的时间相对集中，工作强度大。为保证工作质量、提高服务效率、节约人力资源，根据实际情况合理安排人员，服务高峰时间应最大限度地保证人员在岗，减少护士、患者的候药时间；非高峰时间可适当减少人员，避免人员闲置。

（二）住院药品调剂工作的程序

一般住院患者的用药有医嘱取药和医师处方取药两种形式。医嘱取药是先将医嘱换抄成住院患者的专用处方后，再行取药；医师处方主要用于贵重药品、麻醉药品、精神药品、医疗用毒性药品和出院带药的调配发药。住院调剂由于选用的作业方式不同，其调剂程序与门诊调剂也有一定的差异。住院调剂一般程序如图 3-3 所示。

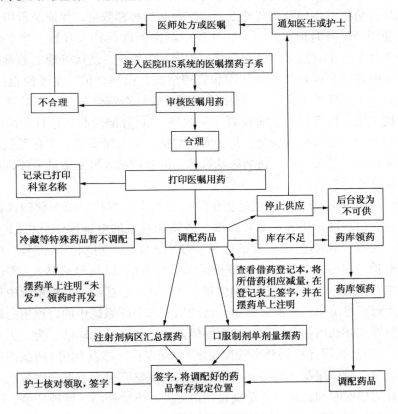

图 3-3　住院调剂的一般程序

（三）住院药品调剂工作的方式

住院调剂工作与门诊调剂工作不同，它只把住院患者所需的药品定期发至病区。供药的方式有多种，各家医院的做法不一，但主要的方式有 3 种：病区小药柜、摆药和凭方发药。各级医院可依据医院实际情况，选择合适的调配形式，简化供药程序，提高服务效率。

1. 病区小药柜　按各病区的特点及床位数，在病区内设小药柜。储备一定数量的常用药品及少量急救药品，由护士按医嘱发给患者使用。当小药柜中药品消耗减少时，病区填写药品请领单向住院调剂室领取补充消耗的药品，药师按请领单将药配齐，经核对后由护士领回。

病区小药柜调剂方式的优点是便于患者及时使用药品，减轻护士和调剂人员的工作量，药师也可以有计划地安排发药时间。但其缺点是药师不能及时纠正患者用药过程中出现的差错。此外，由于没有专业人员对病区保存的药品进行管理，容易造成药品变质、过期失效。同时由于领药护士不固定而经常会出现重复领药，容易造成药品积压、浪费。另外，如果管理不到位容易出现药品流失或患者使用后浪费，造成医院经济损失。

对于病区小药柜存在的弊端可以采取各种积极的办法加以克服，如建立病区药品基数，即每个病区依据其疾病及用药特点，固定药品品种和数量，保证急救用药；护士可以根据药品使用情况及时记账，及时到住院调剂室领取后补入基数。建立病区基数药品，在品种和数量上不宜过多，过多会给护士增加工作量，造成管理上的难度。住院调剂室药师应定时检查病区基数药品使用和管理情况，做好登记。主要检查：① 药品是否账物相符，有无变质的现象。② 药品的使用保管是否符合规定，有效期药品的保管是否做到近期先用，拆零药品上面是否注明效期。③ 麻醉药品、精神药品的保管使用登记是否符合规定，交班是否清楚，是否专柜加锁、专人保管等。④有无三无药品。⑤口服药品有无批号，是否过期。将病区基数药品的管理纳入科室质量考评，加强管理人员责任心，提高小药柜管理水平。

2. 摆药　病区药品管理可分别设立住院药房和中心摆药室两个部门或住院调剂室内设立摆药室。由病区医生开出具体医嘱，各临床科室的电脑操作员（或护士）每天将医嘱直接输入电脑，医嘱包括患者的姓名、性别、年龄、科别、床位号、病历号、药名、规格、剂量、用药次数等信息，核对无误后传递信息（电脑确认）。实行电子病历的医院，医生开具的医嘱可以直接传递信息。药师在中心摆药室电脑系统中审核用药医嘱后，打印用药汇总清单。目前多数医院已使用嵌入 HIS 系统中的合理用药软件辅助审核医嘱。多数医院摆药的品种仅限于口服固体药、小针剂、大输液，为一天用量。2011年卫生部发布实施的《医疗机构药事管理规定》中规定："住院（病房）药品调剂室对注射剂按日剂量配发，对口服制剂药品实行单剂量调剂配发。"目前有部分医院因调剂人员配备不足，没有对口服制剂药品实行单剂量调剂配发。麻醉药品、精神药品、医疗用毒性药品及出院带药凭医师开具的处方调配，外用药由护士用请领单领取。摆药完成后，药师核对无误后由病区护士领回，打印的汇总清单临床科室和中心摆药室应各留一份备查。中心摆药的方式又可分以下 3 种：① 药剂人员摆药、查对药。② 护士摆药，药剂人员核对药。③ 护士摆药，查对药。但目前，按照医院等级评审标准要求住院摆药只能由药师从事。

摆药调剂方式的优点为药品由药师集中保管，可避免药品变质、过期失效、积压、浪费；摆药核对，有利于减少差错，加上层层把关，不易造成漏账。摆药的缺点是人员需要量大，工作烦琐，且摆药时间有限，一般在中午时段单位时间内工作强度大；摆好的药放在投药杯中，运送不方便，且运送中容易污染。

2011 年卫生部发布实施的《医疗机构药事管理规定》中规定："医疗机构根据临床需要建立静脉用药调配中心（室），实行集中调配供应。"随着静脉用药调配中心（室）的不断投入使用，住院患者注射用药的长期医嘱则由静脉用药调配中心（室）负责调剂，而摆药部门只负责调剂部分注射用药的临时医嘱和口服、外用药，使摆药部门的工作量大大减轻。

目前，单剂量自动摆药系统已在部分医院开始应用。单剂量自动摆药系统的应用，可以使调剂差错率降低30%以上，工作效率提高3倍以上，可以让调剂药师从繁重的手工调剂工作解放出来，转向以患者为中心的药学服务中。

3. **凭处方发药**　医师为住院患者开写处方，由护士或患者（或家属）凭处方到住院调剂室取药，调剂人员按方发药。这种发药方式的优点是药师可直接了解患者的用药情况，便于及时纠正用药差错，保证患者用药安全、有效、合理。但其缺点是药师和医师的工作量较大，所以仅适用于患者出院带药和麻醉药品、精神药品、医用毒性药品、贵重药品的调剂。

上述三种住院调剂的配方发药方式，任何一种都有其优点，但也有其不足之处。因此，医院可以针对具体情况，采用多种发药方式相结合，取长补短。

第四节　中药调剂业务

中药调剂是指按照医师处方、配方程序和原则，及时准确地调配和发药，并注明用法、用量的中药药剂的调配操作，是一门集中医理论、中药学、中药鉴定学、中药化学、中药炮制学、中药药剂学等中药专业知识为一体的应用学科，是医院调剂工作中不可缺少的重要组成部分。

一、中药调剂的基本知识

（一）中药调剂室的设施及设备

完备的设施、齐全的设备是保证调剂质量、提高工作效率、减轻劳动强度的有力保障。

1. 调剂室的设施与设备

（1）**中药饮片柜**　主要用于装饮片，其规格视调剂室面积大小和业务量而定。饮片柜抽屉内通常分为数格，所以称为"格斗"，便于存放不同的饮片，且存放位置按中医处方习惯编排，形成固定的"斗谱"。还有用于存放中成药的药柜。

（2）**中药贮药瓶、罐**　由不同材料（如玻璃、搪瓷、不锈钢）做成的密闭容器，用于贮存易吸潮、风化、虫蛀、霉变、含挥发油等药材（如芒硝、薄荷、川芎、熟地、肉苁蓉）。

（3）**调剂台**　一般调剂台高约100cm，宽约55cm，长度可按调剂室大小而定。

（4）**戥秤**　是一种不等臂杠杆秤，为传统沿用下来的称量工具，由戥杆、戥砣、戥纽、戥盘组成，其称量范围一般在0.5～500g。分厘戥是一种体型较小的戥秤，戥杆长约30cm，多用兽骨或金属制成，其称量范围在200mg～50g之间，主要用于贵重和毒性中药处方，目前已少用。

（5）天平　不同称量范围的天平若干，主要用于毒性中药、贵重药的调配。

（6）台秤　用于称量较重、体积大的饮片，多采用电子台秤。

（7）铁碾　又称铁研船、推槽、脚蹬碾等，全部系铁制成。用于临时捣碎中药饮片。

（8）冲钵　用于临时捣碎中药饮片。

（9）药刷　是清洁用具，用来刷药斗、药柜和冲钵。

2. 煎药室设备

（1）多功能中药煎煮仪　采用不锈钢锅为容器，以电作热源，微电脑控制。具有文火武火自动切换，工作锅数可选，各路操作相互独立，互不影响，充分适应不同煎煮方式的要求。一次可分别煎煮一至数百剂中药，药液沸腾且不外溢。手控、自控均可。

（2）多孔远红外中药煎煮炉　采用不锈钢罐为容器，以电作热源，具有多功能、自控、节能等优点。

（3）蒸汽中药煎炉　采用夹层不锈钢罐为容器，蒸汽作热源。温度控制容易调节，操作简便，可同时煎煮数百剂药。

（4）中药煎药机和包装机　是目前使用最多的煎煮设备，两机一般配套使用。

煎药机采用不锈钢锅为容器，配有微电脑智能化控制系统，密闭式煎煮，操作简单，省时省力，药物的煎煮时间和温度可以任意调节，以控制提取药液的浓度，并配有挤压装置，更好地将药渣中的有效成分提取出来。有单机和多机不同的类型。

自动包装机采用微电脑智能化控制系统，包装容量可以在 50～200ml 任意调节，通过 3 层过滤，药液清澈不含药渣。包装容器里配有浓缩装置，可以更好地掌握药物的浓度。采用真空无菌包装，方便药液的保存。

此外，还有中药贮药柜、运渣车、排风扇等。

（二）中药饮片的领取与摆放

1. 中药饮片的领取　是指根据调剂药品的消耗量，及时补充药斗中饮片存储量的工作。具体步骤包括：查斗→领药→装斗等。

（1）查斗　是调剂室常规工作之一，应有专人负责。其目的是保证供应以及检查饮片的质量，确保调剂工作顺利进行。查斗一般放在每日刚上班或快下班的时间，避免影响配方。要检查格斗内的饮片与标签是否相符，有无短缺品种，消耗量，饮片质量，有无生虫变质，有无混斗等情况。

（2）领药　根据查斗的结果填写药品请领单，领药程序、注意事项与西药领取相同。

（3）装斗　指将饮片添加到规定药斗中的操作。装斗时要核对品种、药名。应先取出药斗中剩余的饮片，清洁药斗，将补充的饮片放入后，再将旧饮片放于上面。一般装入药斗容积的4/5；种子药粒圆且细小易流动，要装入容积的3/5处。装斗时不可按压饮片，以免使其碎乱，影响外观和使用。有毒药材、贵重药材设专柜，必要时密封以防走味（挥发）或串味（吸附）。

2. 中药饮片的摆放　中药饮片的排列亦称斗谱的编排。编排时要考虑到方便调剂，减轻劳动强度，避免发生差错事故，亦有利于管理饮片等。

（1）相邻药斗的编排

① 按饮片性能分类编排：根据饮片性能分类的方法，同一类饮片编排在一起，避免互相串味，影响质量和疗效。如将补气药、补血药、养阴药、清热药编排在中心，辛温热药编排于一侧，辛凉解表之寒凉药编排于另一侧，这几类药构成了相互联系的有规律的斗谱。

② 按药用部位编排：将药物按其入药部位分为如根、茎、叶、花、果实、种子、动物、矿物等若干类，每一类按一定顺序装入药斗内，质轻的茎、叶、花且用量较小的饮片应排在上层药斗中；质轻体积大且用量大的饮片应排在斗架最下层的大药斗内；矿石、贝壳类质重的排在下层药斗中。

③ 按常用方剂编排：为了方便调剂，将临床常用的方剂或传统方剂组成的药物如"麻黄汤"之麻黄、桂枝、杏仁、甘草等；"四君子汤"之人参、白术、茯苓、甘草等编排在相邻的药斗中。

④ 按使用频率编排：根据临床使用情况，将饮片分为常用的、较常用的和不常用的，并结合药物性味、功效等分成几类。常用饮片如当归、白芍、川芎、黄芪、党参、甘草等，应排在药斗的中上层，便于调剂时称取。较常用的饮片编排在常用饮片的上、下层，以此类推。

（2）药斗内的编排

① 按性能编排：药物性味功能基本相仿，在调配时常见于同一处方，或起相须配伍作用的药物排在相邻位置。

② 按性味相近药名略同编排：临床处方中常并开的药物，如"二决明"之石决明、草决明；"二术"之苍术、白术；"二母"之知母、浙贝母；"二冬"之天门冬、麦门冬。

③ 按同一品种不同的入药部位编排：同一种药的不同部位，性味功能相近的可排于一斗内，但功能不相近或相反的不宜编排在一起。

④ 按入药部位相同而品种不同编排：这类药的编排也应考虑到它们各组药物的性能应相近，处方中常同时出现。如紫苏子、白芥子、火麻仁、郁李仁、莲子、芡实等。

（3）斗谱编排的注意事项

① 形状类似的饮片，如山药片与天花粉片不宜放在一起。

② 配伍相反的饮片，如乌头类(附子、川乌及草乌)与半夏的各种炮制品不宜放在一起。

③ 配伍相畏的饮片，如丁香(包括母丁香)与郁金(黄郁金、黑郁金)、芒硝(包括玄明粉)与荆三棱、各种人参与五灵脂不宜放在一起。

④ 为防止灰尘污染，有些中药不宜放在一般的药斗内，如龙眼肉、青黛、血竭粉等，宜存放在加盖的瓷罐中。

⑤ 细料药品不能存放在一般的药斗内，应设专柜存放，由专人管理，每日清点账物。

⑥ 毒性中药和麻醉中药必须按《医疗用毒性药品管理办法》和《麻醉药品管理办法》规定的品种和制度存放，如川乌、草乌、斑蝥等毒性中药和麻醉中药罂粟壳。

（三）中药处方的特点

中药处方和西药处方有许多不同的特点，主要表现在以下几方面：

1. **组方原则**　中药处方是在中医理论辨证论治的基础上，根据药物的性能和相互关系配伍而成。中药处方一般是按"君、臣、佐、使"组方原则组成，所以一张中药处方多有几种至几十种药物，单味药方少见。

2. **并开药物**　并开是指医师书写处方时为求其简略，常将两味药合在一起开写，如二冬(天冬、麦冬)、乳没药(乳香、没药)等。如果在并开药物的右上方注有"各"字，表示每味药均按处方量称取。例如，青陈皮各6g，即青皮、陈皮各6g。如果在并写药品后未注有"各"字，或注有"合"字，则表示每味药称取处方量的半量。例如，乳没药6g或乳没药合6g，即乳香、没药各称取3g。

3. **处方脚注**　脚注是医师为了增强药物的治疗效果，在处方药名右上方提出的简单嘱咐。脚注的内容有对煎服的要求，如先煎、后下、烊化、包煎、另煎、冲服等，配方时这些药物要单独另包。脚注的内容还有加工方法的说明，如打碎(杏仁、桃仁、贝母)、去心(莲心、银杏)、去节(麻黄)、去刺(刺蒺藜)、去头足(蜈蚣)、去毛(枇杷叶)、去核(乌梅)等。

二、中药调剂程序

中药调剂是中药调剂室面向临床患者的第一线工作，中药调剂人员需要有中药专业知识，还要有中医基础理论知识。中药处方调剂流程与西药调剂流程相同。

(一) 审查处方

中药处方格式、内容与西药处方大致相同，但中药处方正文内容一般较多，内容更加复杂。有时因各医师用药习惯不同，用药剂量亦有差别，调剂人员要靠掌握的中药知识和经验去判断正确与否，故收方审查工作，应由中医药理论和实践较丰富的中药师担任。

药师应按规定进行处方审核，处方审查的内容有：①查看患者姓名、性别、年龄、处方日期、医生签名等填写是否完整正确，项目不全则不予调配。②审查处方药名、剂量、剂数、先煎、后下等书写是否规范，如有疑问应立即与处方医师联系，更改之处需要医师再次签名并注明日期。③审查处方中有无配伍禁忌和妊娠禁忌，如发现有相反、相畏的药物时不予调配，确属病情需要时，经医师再次签名后方可调配。④审查用量是否正确，尤其注意儿童及老年人的剂量，如因病情需要超过常用量时，医师应注明原因并重签名后方可调配。⑤审查有无缺药，若有缺药则请处方医生更换药物。

(二) 划价

药品划价是按处方的药味逐一计算得出每剂的总金额，填写在药价处。划价应注意以下几点：①经审方合格后才能划价。②计价方法是将每味药的剂量乘以单价得出每味药的价格，再将全方相加即得总价，以四舍五入的方法保留至分。③代煎药可以加收煎药费。④计价完毕，药价填入处方规定的栏目后，审方计价人员必须签字，以示负责。

(三) 调配处方

调配前再次审查相反、相畏、毒性药剂量等，确定无误后即可进行配药。调配处方的一般程序包括：复审处方→对戥→称取药品→分剂量等。调配处方时应注意：①根据药品不同体积重量选用合适的戥秤，一般用克戥，称取贵重或毒性药时，克以下要用毫克戥。称量前检查戥秤的准确度（对戥），保证剂量正确。②调配时，应按处方先后顺序逐一称取每一味药。③一方多剂时用递减分戥法称量，每味药应逐剂回戥，不准估量分剂量。④坚硬或大块的矿石、果实、种子、动物骨及胶类药，调配时应捣碎方可入药。⑤不得将变质、发霉、虫蛀的药品调配入药。⑥先煎、后下、包煎、烊化、另煎、冲服等特殊煎煮方法的药品必须另包并注明。⑦配方完毕，配方者自查无误后，根据处方内容填写中药包装袋，并在处方上签字，交核对发药人员核对。⑧抽查剂量准确程度，要求每剂重量差异不超过 ±5%，贵重药和毒性药不超过 ±1%。

（四）核对处方

核对处方是减少配方差错的重要一环，核对的内容有：①复核药品与处方所开药味和剂数是否相符，有无多配、漏配、错配等现象。②有无配伍禁忌和妊娠禁忌，是否超剂量等。③饮片有无霉变、虫蛀等现象。④是否将先煎、后下、包煎、烊化、另煎、冲服等特殊要求药品另包及注明。⑤核对无误后签字，然后在药袋上写明患者姓名，需特殊处理的药品，在药袋上要写明处理方法，然后按剂装袋，装好后整理整齐，装订后发药。

2007 年国家中医药管理局、卫生部发布的《医院中药饮片管理规范》中规定："中药饮片调配后，必须经复核后方可发出。二级以上医院应当由主管中药师以上专业技术人员负责调剂复核工作，复核率应当达到 100%。"

（五）发药与用药指导

发药是调剂工作中的最后一个环节。将调配好的药剂包扎好或装入专用袋，发药人员在核对姓名、剂数后发给患者，并对患者说明煎法、服法、饮食禁忌等，以保证患者用药安全有效。发药时应注意：①核对患者姓名；②详细说明用法、用量及用药疗程，对特殊煎煮方法如先煎、后下、另煎、包煎等需向患者特别说明；③耐心解释患者有关用药的各种疑问。

知识链接

中药服法

1. **服药温度** 一般汤剂均宜温服，特别是一些对胃肠道有刺激性的药物，如瓜蒌仁、乳香等，温服和胃益脾能减轻刺激。呕吐患者或中毒患者均宜冷服；热证用寒药也可冷服；真寒假热，宜热药冷服；滋补剂宜冷服。急证用药、解表药、寒证用药宜热服，以助药力；真热假寒，宜寒药热服。对于易于恶心、呕吐患者，最好在服药前，先嚼一点生姜或橘皮，然后再服，可防止呕吐。

2. 服药时间 一般中药汤剂可在早晚各服 1 次或两餐间服，即上午 10 时，下午 3 时各服 1 次。对于不同病情，不同方药有不同规定：一般慢性病，必须服药定时，使体内保持一定的血药浓度；滋补剂宜在饭后服下，使之同食物中营养成分一并吸收，以利身体康复；解表剂煎后趁热服下，覆盖衣被，使其微汗促使汗解，表解即可停药；对胃有刺激性的药剂应在食后立即服下，以减轻对胃肠的刺激；驱虫、攻下药最好是空腹服。空腹服，药力集中，起效快；治疟药应在疟疾发作前 2～3 小时服，使之达到截疟的目的；安神药应在临睡前服；特殊方剂应遵医嘱服。

3. 服药剂量 每剂煎成 250～300ml 服用。分服适用于慢性病、病情轻、宜缓缓调治的患者，一剂汤药可分 2～3 次服。呕吐患者应先少后多，分多次服下。小儿服时，宜浓缩体积，以少量多次为好，不要急速灌服，以免呛咳。顿服适用于急性病、病情重、宜急速治疗的患者，一剂汤药可 1 次服下。病情危重，以医嘱为准，甚至 1 日可服 2～3 剂，昼夜连服使药力持久，从而达到顿挫病情的目的。

4. 饮食禁忌 服药时一般宜少食豆类、肉类、生冷及其他不易消化的食物，以免增加患者的消化负担。脾胃虚的患者，更应少食肉类食物。热性疾病，应禁用或少食酒类、辣味、鱼类、肉类等食物；因酒类、辣味食物性热，鱼类、肉类食均有腻滞生热生痰的作用，食后助长病邪，使病情加重。服解表、透疹药，宜少食生冷及酸味食物；因冷、酸味食物均有收敛作用，能影响药物解表、透疹作用。服温补药，应少饮茶，少食萝卜。因茶叶、萝卜的凉性及下气作用，能降低药物温补脾胃之功效。据古文献记载，在服用某些药物后有一定"忌口"的是：地黄、何首乌忌萝卜，甘草、黄连、桔梗、乌梅忌猪肉，商陆忌犬肉，薄荷及鳖肉，常山忌生葱等。

（六）煎煮

部分门诊患者和住院患者的中药在调配后，需要中药调剂室煎成汤剂。煎好的汤剂应标明患者所在的病区、床号、患者姓名、服药方法、煎剂数目、煎煮日期等。

三、中药调剂的质量管理

中成药调剂的质量管理与西药相同，而中药饮片的调剂质量管理有其自身的特殊性。

中药饮片调剂是一项细致而复杂的工作，其目的是按照中医处方把合乎质量要求的中药正确、及时地进行调配，提供给病人。中药饮片调剂的质量如何，直接影响病人的身体健康甚至生命安全。因此，调剂人员必须具有高度的责任心，掌握一定的业务知识，做到调配处方时药味齐全、质量合格、分量准确、清洁卫生，严防和杜绝发生差错事故。

（一）中药调剂差错的风险点

中药饮片调剂是一项专业性很强的工作，它与中医的临床疗效密切相关。中药调剂差错的风险点主要是：

1. **中药品种十分混乱**　中药有品名、别名、异名、地区性习惯用名及炮制加工不同的商品规格的药材名等，同名异物与同物异名者很多，这是历史遗留的问题，如果对药材品种变迁与鉴别的知识掌握不够，容易使品种使用不正确，疗效得不到保证。

2. **中药真伪难辨**　伪品中药从古至今历来就有，以假乱真屡禁不绝。以天然形状相似之物作假的，如牛鞭充鹿鞭、人参片充西洋参片等；以其他物为原料伪制的，如用淀粉、胶水伪制茯苓片、块，用芍药根去心加工成牡丹皮等。

如果中药专业人员缺乏辨别真伪知识，误收、误售、误用伪品的事就会时常发生。这就要求中药调剂人员应具有一定的中医基础知识以及中药鉴别、用药指导、药品保管和养护等知识。

（二）差错产生原因

1. **处方书写不规范，计量单位不正规**　医师字迹潦草，药师难以辨认疾病名和开具的药物名称，中药配方用量不清楚，脚注不明确，用药目的不明确。中药处方计量单位不正规，例如大枣以枚计算，蜈蚣、天龙以条计算，由于计量单位不正规，造成药量不准，影响药效。

2. **中药师专业知识不足**

（1）药材品种繁多，名称不统一。我国幅员辽阔，药材品种繁多，处方的药名，有同名异药，同药异名，或名称相近，读音相仿等多种情况，牛膝有川牛膝、怀牛膝，川牛膝有活血通经、利关节之功，治疗血瘀经闭、风湿痹痛；怀牛膝善于补益肝肾，强壮筋骨，治腰膝酸痛，筋骨痿软。硫黄与牛黄音甚相同，功效不同。名称不统一，有正名、别名、处方用名等之分，例如蒲公英又名黄花地丁，当处方中出现黄花地丁时，由于专业知识的欠缺而错配成地丁，把补血的鸡血藤当作清热解毒的大血藤使用，把土木香当作青木香。由于历史上的一些原因，造成了许多品名的混乱，如破故纸原系补骨脂的别名，有些地区误认为是木蝴蝶；泽兰、佩兰功效不同，而许多地方倒过来使用；有的将茵陈蒿误作青蒿入药。这些错用现象，无疑会对复方的药效产生不良影响。

（2）药师对处方应付不熟悉易导致差错。炮制后的药物和生品的性质会有很大出入，如果不了解医生的用药习惯，违背了用药意图，将不能达到预期的治疗效果，应根据医生处方要求，该给炮制品的一定要给炮制品，该给生品的一定给生品。

（3）需特殊处理的药物交待不清，如生石膏、生龙骨、生龙齿、生磁石等比较坚硬的药物应注明先煎，调剂时应分别包好，并在药袋上注明"先煎"；薄荷、紫苏叶、佩兰等组织疏松或含挥发性成分，处方上注明"后下"的中药，则不宜煎煮时间过长，否则会降低疗效；对于这些药应单独包好，并注明"后下"。另外，有些粉末类药物为了避免煎煮时糊锅，如滑石粉、六一散、车前子、蒲黄等，应单包，并注明"布包煎"；对于贵重药品，多采用另行煎熬取汁，再把药汁对入药中的办法，因此这些药也应注明另煎，如人参、羚羊角、鹿茸等；对于冲服的药粉以及需要溶化后对入煎剂中的各种胶类，都应分别写清楚，单独包好，如三七粉、琥珀粉、阿胶、鹿角胶等。医师在处方中未加脚注，有的药师就随意简化，按方调配，并且没有向病人交代清楚用法，药物的疗效必然会受到一定的影响。

（4）对处方药名并开品种不明确的，如二芽指炒谷芽和炒麦芽，焦三仙指炒神曲、炒山楂、炒麦芽，二甲指龟板和鳖甲，二活指羌活和独活，二地指生地和熟地，二丑指黑丑和白丑，赤白芍指赤芍和白芍等，在称取药味时要特别注意，不要遗漏。

（5）药师对十八反、十九畏、妊娠禁忌等不合理配伍掌握不全面，很容易导致差错，引起不良反应。

知识链接

中药"十八反"及"十九畏"

古人通过长期的临床实践，总结出药物配伍禁忌方面的"十八反"及"十九畏"。相反是两味药物配伍应用后会产生毒性。

十八反：本草明言十八反，半蒌贝蔹及攻乌，藻戟遂芫俱战草，诸参辛芍叛藜芦。其含意是乌头反半夏、瓜蒌、贝母、白蔹、白及；甘草反海藻、大戟、甘遂、芫花；藜芦反人参、沙参、丹参、玄参、细辛、芍药。

十九畏：硫黄原是火中精，朴硝一见便相争，水银莫与砒霜见，狼毒最怕密陀僧，巴豆性烈最为上，偏与牵牛不顺情，丁香莫与郁金见，牙硝难合荆三棱，川乌、草乌不顺犀，人参最怕五灵脂，官桂善能调冷气，若逢石脂便相欺。其含意是硫黄畏朴硝，水银畏砒霜，狼毒畏密陀僧，巴豆畏牵牛，丁香畏郁金，牙硝畏三棱，川乌、草乌畏犀角，人参畏五灵脂，官桂畏赤石脂。

3. 药师调配处方时注意力不集中

（1）配方时注意力不集中是配方人员的大忌，配方时处方不跟人走，凭记忆操作，很容易记错，导致错配漏配。称量不准也可造成差错，有些药师调配时，没有按照逐剂复戥、等量递减的原则，造成每剂药量不均，影响药效甚至引起不良反应。

（2）处方复核存在不规范现象，调剂复核是中药调剂工作中最重要的环节，但有的医院不重视此环节，有的药剂人员干脆省略此程序。复核时应严肃认真，应复核处方药味有无错配、漏配现象，脚注是否执行，有无不合理配伍等。

（3）药师发药时未认真交代正确的煎煮服用方法，也是影响复方疗效的重要因素之一，因此，药师发药时要认真交代用法，如内服和外用；有些药物的特殊煎煮方法、服药时间等应让病人仔细阅读煎药说明，如豆蔻、砂仁、白果等质地坚实，为了能煎出有效成分，调剂时要放在容器内捣碎；有些还需交代病人服药期间的忌口问题，如服用人参忌食萝卜，一般中药服用期间宜少食生冷、油腻、辛辣及其他不易消化的食物。

（4）药学人员劳动强度大，大多数医院每调剂 1 剂饮片处方一般需 10~15 分钟，中药调剂劳动力成本高，劳动强度大，中药师因工作环境差每天要吸入大量粉尘，许多人因此出现了过敏性鼻炎、静脉曲张、咽喉炎、肾炎等多种疾病，影响中药房调剂工作的质量，影响临床疗效。

（三）差错的预防措施

1. 对临床医生加强培训，严格按照《处方管理办法》的要求书写处方，医生开处方应以《中国药典》或其他国家标准规定的名称书写药名，中药调配人员应具备丰富的中药学知识，根据医生处方正确调配药物，防止错发。

2. 增强中药调剂人员的防范意识。①调剂人员应树立以病人为中心，全心全意为病人服务的思想，牢固树立"安全第一"、"质量第一"的观念，增强责任心。认真执行规章制度，可将差错事故发生率降到最低。②药学人员应不断提高自身素质和业务知识，熟悉相关的中药知识，掌握常用中药的来源、产地、名称、性能、功能与主治、用法与用量、禁忌证等，配方首先应会识药名与认药，并根据临床应用情况，不断更新知识，满足工作需要。③严格按处方调配程序办事，对存在药名书写潦草或疑似、分量模糊或遗漏、药味重复等问题的处方都应与处方医生联系证实，切忌主观猜测，避免因调配错误造成不应有的差错事故。④称完药后，要按处方认真核对每一味药物，确实与处方无误，才能装包、发药。

本 章 小 结

本章内容共分为处方管理、医院药品调剂基本知识、西药调剂、中药调剂四部分的内容。在处方管理部分适当地阐释处方的概念及标准，注重从处方权和调剂资格获得、处方限量、处方保存、处方点评、处方书写等五方面对《处方管理办法》进行了深入解读。在医院药品调剂基本知识部分简要介绍了药品调剂室的设置，概括了药品调剂工作的内容和性质、对相关的药品调剂规章制度进行了阐述，解析了药品调剂工作的一般流程，对药品调剂质量管理，尤其是调剂差错进行重点讨论。在西药调剂部分，首先对西药调剂室的药品管理做了一般介绍，然后对门诊调剂、住院调剂从工作特点、程序、方式等方面进了深入阐述。在中药调剂部分介绍中药调剂的基本知识、中药调剂程序、质量管理三方面内容。

初级药师考试点

处方的概念与组成、处方管理办法、调剂室的布局、调剂及其流程、门诊和住院药房调剂工作的任务及特点、调剂工作制度、调剂差错防范与处理。

执业药师考试点

处方管理办法、用药指导、调剂差错防范与处理。

同 步 训 练

一、单项选择题

1. 注册在某市一家三级医院的外科主治医师不具备的处方权是( )
   A. 普通处方权
   B. 麻醉药品处方权
   C. 孕产妇及儿童用药处方权
   D. 限制级抗菌药物处方权
   E. 特殊使用级抗菌药物处方权

2. 书写处方时，药品数量和剂量书写一律使用( )
   A. 拉丁语   B. 中文   C. 英文   D. 阿拉伯数字
   E. 都可以

3. 处方限量正确的是( )
   A. 一般不超过 3 日用量
   B. 一般不超过 5 日用量
   C. 盐酸哌替啶处方为一日常用量
   D. 麻醉药品控缓释制剂，每张处方不得超过 7 日常用量
   E. 门诊患者麻醉药品控缓释制剂，每张处方不得超过 7 日常用量

4. 根据《处方点评管理规范(试行)》不属于处方点评结果的是( )
   A. 不正确处方   B. 不合理处方   C. 超常处方   D. 用药不适宜处方
   E. 不规范处方

5. 发药前首先要( )
   A. 核对患者姓名   B. 核对药品规格数量
   C. 核对处方金额   D. 核对药品用法用量
   E. 核对诊断与用药

6. 不属于"四查十对"内容的是( )
   A. 查处方，对科别、姓名、年龄
   B. 查药品，对药名、规格、数量、标签

C. 查配伍禁忌，对药品性状、用法用量

D. 查用药合理性，对临床诊断

E. 查用药适宜性，对临床诊断

7. 不属于调剂差错预防措施的是(　　)

A. 加强思想教育，强化安全意识

B. 加强学习培训，提高业务素质

C. 及时讲评分析，总结经验教训

D. 岗位固定，满负荷工作

E. 严格落实规章制度，规范执行操作规程

8. 调剂室药品摆放，不包括(　　)

A. 按使用频率摆放

B. 按包装大小摆放

C. 按剂型摆放

D. 按药理作用分类摆放

E. 按贮存条件摆放

9. 按照《医院中药饮片管理规范》规定，中药饮片调配后(　　)

A. 复核率≥70%　　B. 复核率≥90%　　C. 复核率100%　　D. 由中药师复核

E. 二级以上医院由主管中药师以人员负责调剂复核工作

10. 中药饮片调剂时，每剂重量误差应控制在(　　)

A. ±2%　　　　　B. ±3%　　　　　C. ±5%　　　　　D. ±1%

E. ±10%

二、多项选择题

1. 广义概念上的处方包括(　　)

A. 医师处方　　　B. 协定处方　　　C. 秘方　　　　　D. 用药医嘱单

E. 制剂处方

2. 下面关于处方签名叙述正确的是(　　)

A. 所有签名均为签全名

B. 医师、药师签名式样必须与备案留样一致

C. 后记药师签名可以合并签

D. 后记药师签名不能签成一人姓名

E. 药士可以在"发药"位置签名

3. 调剂差错类型有(　　)

A. 调配差错　　　B. 标示差错　　　C. 发药差错　　　D. 医师差错

E. 药师差错

4. 门诊调剂工作的特点是(　　)

A. 随机性　　　　B. 规律性　　　　C. 终端性　　　　D. 紧急性

E. 药学服务性

5. 住院调剂的工作方式是(　　)

    A. 病区小药柜   B. 摆药   C. 凭处方发药   D. 患者家属取药

    E. 库房领取

三、简答题

1. 简述处方书写的基本要点。

2. 简述西药调剂的流程和内容。

3. 简述西药调剂差错发生的原因、防范措施及差错处理程序。

4. 简述中药调剂的程序及注意事项。

第四章　医院制剂

 引导案例

　　胃蛋白酶合剂具有补充胃酸和胃蛋白酶、增强对蛋白质消化能力的作用，临床用于缺乏胃蛋白酶或病后消化机能减退引起的消化不良症。其主要成分胃蛋白酶易变质失效，因而有效期短，市场生产量较少，供临床使用的大部分由医院制剂室配制。胃蛋白酶合剂的处方如下：

【处方】

胃蛋白酶(1:1200)	20g	稀盐酸	20ml
单糖浆	100ml	橙皮酊	20ml
羟苯乙酯溶液(5%)	10ml	纯化水　加至	1000ml

问题

（1）医院制剂室需具备什么条件才能生产该制剂？

（2）胃蛋白酶合剂配制的技术要求是什么？

（3）怎样才能成为一名合格的医院制剂操作人员？

（4）如何测定稀盐酸的含量？

第一节　医院制剂概述

一、医院制剂的概念、特点和分类

（一）医院制剂的概念和特点

　　医院制剂是指医疗机构根据本单位临床、科研、教学的需要，依照规定的药品生产工艺规程配制的符合质量标准的药物制剂。根据《药品管理法》以及医院制剂自身的情况，有以下特点：

　　1. 医院制剂品种的多样性　医院制剂室可以根据不同的临床需求及自身的条件，根据临床医师给出的协定处方配制多种满足于临床治疗需求的制剂品种。不同的医院根据本院的不同需求配制制剂。医院的中药制剂更是多剂型、多品种。

2. 医院制剂的自配、自用性　医院制剂必须由医院制剂室自行配制，由医院药检室负责检验，检验合格后，凭医师处方只限于在本单位供应使用，不得在市场销售或变相销售。《药品管理法》明确规定："医疗机构配制的制剂，应当是本单位需要而市场上没有供应的品种。"一般情况下，医院制剂是医院在长期医疗实践中总结出来的经验方或协定处方，只能作为处方药在医院内使用，且不能扩大使用范围。

3. 医院制剂的规范性　首先，医院制剂的生产和质量管理必须按照《医疗机构制剂配制质量管理规范》（简称 GPP）的规定和要求组织生产和质量监督。其次，医疗机构配制制剂必须按照国务院药品监督管理部门的规定报送有关资料和样品，经所在地省、自治区、直辖市人民政府药品监督管理部门批准，并发给制剂批准文号后，方可配制。

4. 医院制剂的经济性和非经济性　医院制剂的经济性是指医院制剂在一定程度上可以为医院带来经济效益；同时，医院自制制剂价格相对便宜，既可降低药费开支也节省病人的治疗费用。

5. 医院制剂的科研性　医院制剂密切结合临床，有其独特的科研优势，可针对不同的患者和不同的临床需求，根据临床总结出来的好处方，研制开发更适合临床需求的制剂。例如：由医院制剂发展成著名的药品制剂品种就有三九皮炎平、三九胃泰、尿毒清颗粒及复方丹参滴丸。

（二）医院制剂的分类

1. 按形态分类　医院制剂按形态可分为液体剂型（如芳香水剂、溶液剂、合剂、洗剂等）、固体剂型（如散剂、丸剂、胶囊剂、片剂、栓剂等）、半固体剂型（如软膏剂、糊剂等）。

2. 按用途分类　医院制剂按用途可分为外用消毒剂、注射剂、内服制剂（内服溶液剂、片剂、乳剂、混悬剂、合剂、糖浆剂、胶囊剂等）、外用制剂（外用溶液剂、胶浆剂、酊剂、洗剂、乳剂、混悬剂、膏剂、栓剂等）。

3. 按给药途径分类　医院制剂按给药途径可分为：

（1）经胃肠道给药剂型　有溶液剂、糖浆剂、乳剂、混悬剂、散剂、颗粒剂、片剂、丸剂、胶囊剂等；以直肠给药的有灌肠剂、栓剂等。

（2）非胃肠道给药剂型　包括：皮肤用液体药剂，如洗剂、搽剂等；耳鼻喉科用液体药剂，如滴耳剂、滴鼻剂等；口腔科用液体药剂，如含漱剂等。

4. 按生产条件和制备要求分类　医院制剂可分为无菌制剂、普通制剂、中药制剂。其中无菌制剂是用灭菌方法或无菌操作方法制备的制剂。

二、配制医院制剂应具备的基本条件

（一）《药品管理法》有关内容

第二十三条　医疗机构配制制剂，须经所在地省、自治区、直辖市人民政府卫生行政部门审核同意，由省、自治区、直辖市人民政府药品监督管理部门批准，发给《医疗机构制剂许可证》。无《医疗机构制剂许可证》的，不得配制制剂。

《医疗机构制剂许可证》应当标明有效期，到期重新审查发证。

第二十四条 医疗机构配制制剂，必须具有能够保证制剂质量的设施、管理制度、检验仪器和卫生条件。

第二十五条 医疗机构配制的制剂，应当是本单位临床需要而市场上没有供应的品种，并须经所在地省、自治区、直辖市人民政府药品监督管理部门批准后方可配制。配制的制剂必须按照规定进行质量检验；合格的，凭医师处方在本医疗机构使用。特殊情况下，经国务院或者省、自治区、直辖市人民政府的药品监督管理部门批准，医疗机构配制的制剂可以在指定的医疗机构之间调剂使用。

医疗机构配制的制剂，不得在市场销售。

（二）制剂室必须具备的条件

1. 制剂室的房间、设备、环境卫生等应符合所配制剂的要求

（1）制剂室的房屋和面积必须与所配制制剂品种要求相适应，应有足够的房间配制制剂，制剂室应与门诊、病房，特别是传染病房有一定距离。

（2）按制剂工序合理布局，制剂室一般分为灭菌制剂室、普通制剂室、中药制剂室、药品检验室等，尽量避免多种制剂室设置在同一楼层内，避免交叉污染。

（3）制剂室内布局应人流、物流分开；配制与灌装分开；一般工作区、生活区、办公区、仓储区与控制区及洁净区分开；普通制剂与灭菌及无菌制剂分开；普通制剂中内服制剂与外用制剂分开。

（4）制剂室要按所配制剂的要求"五防"：防尘、防污染、防蚊蝇、防虫鼠、防异物混入等。

（5）制剂室应具有与制剂剂型相适应的、符合制剂质量标准的设备、衡器、器具等。灭菌设备应与普通器具及中药器具分开；内服器具应与外用器具分开。设备应按时维修、保养，建立设备档案。

（6）制剂室的环境卫生应符合要求，10m内不得有露土地面。

2. 制剂室应配备药师以上技术人员

（1）医疗单位制剂室从事制剂技术工作的人员应具有药士或中专以上药学学历，药学人员所占比例不得少于制剂人员总数的50%。

（2）配制和药检负责人应具备大专以上药学学历或具有主管药师以上技术职称，熟悉药品法规，具有制剂和质量管理能力并对制剂质量负责。

（3）灭菌制剂、普通制剂与中药制剂应配有本专业的药学技术人员。

（4）药检室检验人员应由药师或大专以上药学学历的技术人员担任。

（5）患有传染病、皮肤病者不得从事制剂工作；从事灯检工作的人员裸眼视力应在0.9以上，无色盲。

（三）医院制剂质量管理和自检

1. 医院制剂必须符合药品质量标准的有关规定，不得随意更改处方和操作规程。

如在配制过程中发现问题，确需更改变动其主要内容时，应提出申请，经批准后方可生产。

2. 不能自行配制麻醉药品及生物制品制剂。

3. 医院制剂的配制、操作和质量检查，必须由药师或主管药师负责技术指导，解决配制质量中的疑难问题和制剂质量的全面管理。

4. 制剂室所配制制剂应达到规定标准，经药检室检查合格方可在临床上应用。药检室应备有必要的仪器和设备。检验记录应完整，报告书应经主管人审核才能发出。

三、医院制剂的发展趋势

（一）发展区域性中心制剂

医院制剂在制药工业欠发达时期为广大人民群众防病治病发挥了重要的作用。随着制药工业的发展以及《药品管理法》的实施，在全国范围内进行了多次的医院制剂管理整顿和换证工作，医院制剂室的数量和规模明显缩小，有相当一部分医院考虑到自己的经济承受能力，不愿意对医院制剂室投入较大的资金，从而放弃了医院制剂。由此，带来了一些新的问题，即临床需求与供应的矛盾。所以，在一个城市选择一些设备及人员素质好的医院制剂室重点扶持，作为"中心制剂室"，配制的品种可以在本区域内的医疗机构之间调剂使用，已成为必然趋势。

（二）从"供应保障型"向"技术开发型"转变

目前，我国现存的医院制剂室大多集中在县级以上医院，硬件和软件建设已有了明显的进步，多数医院制剂室已停止配制大容量注射剂等灭菌制剂，主要以配制普通制剂为主。医院制剂以中药品种居多，需要从事医院制剂的工作者运用现代科学方法如缓释、控释、靶向等制药技术研制开发疗效好、不良反应少的新制剂。

（三）开发便于儿童使用的制剂

儿童作为一个特殊的用药人群，由于特有的生理特征，对药物的吸收、分布、代谢、排泄呈现出很多与成年人不同的地方，比如用药的剂量、用药的依从性。需要从事医院制剂的药学工作者研制生产色、香、味俱佳的小儿专用剂型，如各种果味糖浆剂、干糖浆、果冻等。

第二节　医院制剂的剂型与配制技术要求

一、普通制剂

普通制剂是医院制剂的重要组成部分。实际上也是医院制剂的主要内容，具有剂型品种齐全、产量小、使用周期短、适用性强、供应及时、使用方便与临床结合紧密等特点。

（一）概述

普通制剂主要指比较容易制备、生产工艺简单及质量要求较低的制剂。大多数医院的普通制剂主要由外用制剂、内服制剂、眼用制剂三部分组成。有些医院将片剂车间、胶囊剂车间也划归普通制剂。因此普通制剂品种较多，涉及的剂型也相当广泛，常见的医院制剂剂型有溶液剂、混悬剂、合剂、糖浆剂、软膏剂、栓剂、膜剂、涂剂、洗剂、酊剂、胶浆剂、滴眼剂、滴耳剂、滴鼻剂、丸剂、散剂、胶囊剂、片剂等。

普通制剂质量标准的依据主要是《中华人民共和国药典》、《中国医院制剂规范》。

（二）普通制剂的剂型与配制要求

1. 溶液剂

（1）溶液剂的特点　溶液剂系指药物溶解于适宜溶剂中制成的澄清液体制剂，供口服或外用，大多以水为溶剂，亦有以乙醇、植物油或其他液体为溶剂者。溶液剂分散度大、吸收迅速、剂量准确、服用方便。常见的医院制剂品种有氯化钾口服液、复方碘溶液、戊二醛消毒液、过氧化氢溶液、复方硼砂溶液。

（2）溶液剂的制备方法　主要有溶解法、化学反应法和稀释法三种。溶解法系指将固体药物直接溶解于溶剂的制备方法；化学反应法系指通过化学反应的制备方法；稀释法系指以高浓度溶液或浓贮备液为原料稀释成治疗浓度范围内供临床使用的制备方法。

（3）制备溶液剂的注意事项　①溶液剂易被微生物污染、霉变的不可药用。制备溶液剂通常采用下列措施来防止微生物污染：选用新鲜纯化水配制；口服溶液剂和灭菌外用溶液剂应在洁净度不低于 C 级的环境中配制；而非灭菌外用溶液剂则应在洁净度不低于 D 级的环境中配制；所用的生产机械设备、用具等应注意消毒；人员注意无菌操作；选用优质无污染的原辅料；选用洁净的盛装容器；按要求添加防腐剂；对于用于体内腔道的制剂应灭菌后使用，如呋喃西林溶液。②溶液剂应注意色、香、味。为使病人乐于服用和防止差错，根据需要在配制时可加入着色剂、芳香剂和矫味剂。③应严格按操作规程配制，不得随意更改。④对不稳定的制剂品种应明确有效期。

2. 混悬剂

（1）混悬剂的特点　混悬剂系指难溶性固体药物，分散在液体介质中，制成供口服或外用的混悬液体制剂。其中，皮肤科外用品种居多。口服混悬剂也包括干混悬剂或浓混悬液。混悬剂在倾出前或服用前必须充分振摇，毒性药物或剂量小、药理作用强烈的药物不得制成混悬剂。常见的医院制剂品种有复方硫洗剂、小儿痱子洗剂、氧化锌洗剂。

（2）混悬剂的制备方法　主要有分散法和凝聚法。根据需要可在混悬剂中加入适量的助悬剂、稳定剂、防腐剂、着色剂和矫味剂等。口服混悬剂应在洁净度不低于 C 级的环境中配制。外用混悬剂应在洁净度不低于 D 级的环境中配制。

知识链接

新 GMP 洁净空气洁净度等级(洁净区空气悬浮粒子的标准)

	静态		动态	
	≥0.5μm	≥5μm	≥0.5μm	≥5μm
A 级	3500	20	3520	20
B 级	3520	29	3520	2900
C 级	352000	2900	3520000	29000
D 级	3520000	2900	不作规定	不作规定

3. 合剂

(1) 合剂的特点　合剂系指两种或两种以上可溶性或不溶性药物制成的液体制剂，一般以纯化水作溶剂，供内服。按分散系统可分为溶液型、胶体型、乳剂型和混悬型四类，合剂品种很多，应用方便。

(2) 制备合剂的注意事项　①可溶性固体药物，先用适量纯化水溶解，过滤，然后与其他液体药物混合；不溶性药物应先研成糊状，逐渐加入，必要时加入适当的助悬剂；易挥发性药物应用冷纯化水配制，最后加入，以免挥发损失。②配制胶体型合剂，应将胶体药物分次撒在液面上，使其自行膨胀溶解，一般不宜过滤。③水溶性药物应先溶于水，醇溶性药物宜先溶于醇，然后缓缓混合，以防止或减少沉淀。④应采取综合措施防止微生物污染；可适当添加稳定剂、矫味剂、食用色素；尽量选用优质原料。⑤合剂应在洁净度不低于 D 级的环境中配制。

4. 酊剂

(1) 酊剂的特点　酊剂系指药物用规定浓度的乙醇浸出或溶解而制成的澄清液体制剂，亦可用流浸膏稀释制成，供口服或外用。除另有规定外，含有毒性药品的酊剂，每 100ml 应相当于原药材 10g；其他酊剂，每 100ml 应相当于原药材 20g。常见的医院制剂品种有橙皮酊、复方土槿皮酊、碘酊、复方樟脑酊等。

(2) 酊剂的制备方法　主要有溶解法、稀释法、浸渍法或渗漉法。中药酊剂久置产生沉淀时，在有效成分含量和乙醇浓度符合该制剂项下规定的情况下，可滤除沉淀后使用。

5. 滴耳剂

(1) 滴耳剂的特点　滴耳剂系指由药物与适宜辅料制成的水溶液，或由甘油或其他适宜溶剂和分散介质制成的澄明溶液、混悬液或乳状液，供滴入外耳道用的液体制剂。亦可以固体药物形式包装，另备溶剂，在临用前配成液体制剂。滴耳剂主要起局部消炎、收敛、润滑、清洁等作用，一般以水、乙醇、甘油、丙二醇等为溶剂，分装于 10ml 以下容器中。用于耳部伤口(尤其耳膜穿孔、手术前)的滴耳剂应灭菌，并不得加抑菌剂，且密封于单剂量包装容器中。常见的医院制剂品种有硼酸滴耳液、碳酸氢钠滴耳液。

(2) 滴耳剂的制备方法　滴耳剂的制法一般按外用液体制剂进行，通过溶解、搅拌、过滤而制得，然后分装于滴耳瓶等容器中。滴耳剂应在洁净度不低于 C 级的环境中配制。

　　6. 滴鼻剂

　　（1）滴鼻剂的特点　　滴鼻剂系指药物与适宜辅料制成的澄明溶液、混悬液或乳状液，供滴入鼻腔用的鼻用液体制剂。也可将药物以粉末颗粒、块状或片状形式包装另备溶剂，在临用前配成澄明溶液或混悬液。滴鼻剂能产生全身或局部效应。滴鼻剂一般分装于 10ml 以下容器中，常见的医院制剂品种有复方呋喃西林滴鼻液、复方薄荷脑滴鼻液。

　　（2）滴鼻剂的制备方法　　滴鼻剂的制备方法可参照溶液剂、混悬剂、乳剂项下有关配制原则进行，配制滴鼻剂应尽量避免微生物的污染，各种容器均需用适当方法清洗干净，必要时灭菌，可添加抗氧剂或络合剂以防止药物氧化。滴鼻剂应在洁净度不低于 C 级的环境中配制。

　　7. 软膏剂

　　（1）软膏剂的特点　　软膏剂系指药物与油脂性或水溶性基质混合制成的均匀的半固体外用制剂。因药物在基质中分散状态不同，有溶液型软膏剂和混悬型软膏剂之分。药物溶解或分散于乳状液型基质中形成的均匀的半固体外用制剂为乳膏剂。乳剂型基质由水相、油相、乳化剂组成，根据乳化剂的种类，乳膏剂分成 W/O 型、O/W 型。常见的医院制剂品种有硼酸氧化锌软膏、复方苯甲酸软膏、硅油乳膏、尿素乳膏等。

　　（2）软膏剂的制备方法　　主要有研和法、熔和法和乳化法三种。研和法系指将药物与等量基质充分研匀后，再分次加入剩余的基质，研匀，即得；熔和法系先将基质加热，待冷至一定程度，将药物细粉缓缓加入，搅拌至全凝，即得；乳化法系指在乳化剂作用下，将水相物质和油相物质混合，搅拌乳化至冷凝，研匀，即得。

　　（3）制备软膏剂的注意事项　　①应当注意正确的药物加入方法：不溶性药物需过六号筛后与少量基质研匀后加入；可溶于基质中的药物宜溶解在基质中制成溶液型软膏；处方中含量较少的药物需先溶于少量适宜的溶剂，再加到基质中混匀；挥发性或受热易破坏的药物，需待基质冷至 40℃ 以下时加入。②樟脑、薄荷脑、麝香草酚等共熔成分共存时可先研磨至共熔后再与 40℃ 以下的基质混匀。③制备乳膏剂时需选用适宜的搅拌设备，并控制适宜的转速，以免混入气泡，在储存时分离、变质。④对某些软膏剂需根据季节调节处方中某些基质量，以获得适宜稠度。⑤尽量选用质地纯净的油脂性基质，如果含有异物，需在加热后经数层细布或 120 目铜丝筛过滤，再加热至 150℃ 1 小时使灭菌并除去水分。

　　8. 散剂

　　（1）散剂的特点　　散剂系指药物或与适宜的辅料经粉碎、均匀混合制成的干燥粉末状制剂，分为内服散剂和局部用散剂。散剂容易分散、奏效迅速、运输携带方便。常见的医院制剂品种有口服补液盐、痱子粉等。

　　（2）散剂的制备方法　　一般散剂需经粉碎、过筛、混合（复方制剂）、分剂量及包装等步骤而得。散剂中可含有或不含辅料，根据需要可加入矫味剂、芳香剂和着色剂。

　　（3）制备散剂的注意事项　　①粉碎时，需根据药物性质及给药方式不同选用不同的粉碎细度，一般难溶性药物要求粉碎细些，易溶性药物则不必粉碎过细。外用散剂粉碎度细可减轻对组织或黏膜的刺激。有些药物如樟脑、薄荷脑、冰片等难以研细，可采用加液（乙醇或乙醚）研磨法进行粉碎。②过筛时，应选择适当的筛目数。一般散剂应过六号筛；儿科和外科用散剂应过七号筛；眼用散剂应过九号筛。③制备含有毒性药物或药物剂量小的散剂时，应采用等量递加法混匀并过筛。④用于创伤和烧伤的局部用散剂必须无菌。⑤散剂应在空气洁净度不低于 D 级的环境中配制。

9. 膜剂　系指药物与适宜的成膜材料经加工制成的膜状制剂，供口服或黏膜用。常用的成膜材料有聚乙烯醇、丙烯酸树脂类、纤维素类及其他天然高分子材料。常见的医院制剂品种有甲硝唑膜、复方硫酸庆大霉素膜等。

10. 片剂

（1）片剂的特点　片剂系指药物与适宜的辅料均匀压制而成的圆片状或异形片状的固体制剂。片剂生产产量高，成本低，卫生条件易于控制，易达到 GMP 的要求。而且剂量准确、质量稳定、使用方便，可供内服和外用，是目前临床应用最广泛的剂型之一。近年来由于片剂生产技术、新辅料和新剂型不断涌现，如缓释片、控释片、泡腾片等，使片剂有了很大的发展。

（2）片剂的质量要求　《中国药典》2010 年版二部制剂通则对片剂的生产与贮藏期间的质量有明确规定，一般要求：①外观完整光洁，色泽均匀；②含量准确，重量差异小；③有适宜的硬度和耐磨性；④崩解时限、溶出度或释放度、含量均匀度符合要求；⑤在规定的贮存期内不得发霉、变质；⑥符合微生物限度检查的要求；此外对某些片剂还有特殊要求，例如咀嚼片、含片、泡腾片应有良好的口感等。

（3）片剂的制备方法　主要有干法制粒压片法、湿法制粒压片法、直接压片法。最常用的是湿法制粒压片法。湿法制粒压片法的制备流程如下：

粉碎→过筛→混合→制软材→制粒→干燥→整粒→混合→压片→（包衣）→包装

例如：复方磺胺甲噁唑片

【处方】
磺胺甲噁唑	400.0g
甲氧苄啶	80.0g
淀粉	40.0g
10% 淀粉浆	240.0g
硬脂酸镁	5.0g
共制成品	1000 片

【制法】取磺胺甲噁唑和甲氧苄啶混合均匀后，过 80 目筛，再加入淀粉混合，然后分次加入淀粉浆制成软材，过 12 ~ 14 目筛制粒，在 70℃ ~ 80℃干燥，干粒过 12 目筛整粒，加入硬脂酸镁混匀，压片即得。

11. 胶囊剂　系指药物或加有辅料充填于空心胶囊或密封于软质囊材中的固体制剂，主要供口服用。胶囊剂分为硬胶囊（通常称为胶囊）、软胶囊（胶丸）、缓释胶囊、控释胶囊和肠溶胶囊。胶囊剂应在洁净度不低于 C 级的环境中制备。

（三）普通制剂的物料管理

1. 普通制剂室应具有原辅料库、包装材料库及制剂成品库。

2. 制剂所用原辅料必须符合法定药品质量标准，包装材料应无毒，不与所包装药品发生反应，不污染药品，直接接触药品的包装材料应符合国家药品包装材料标准。

3. 要加强制剂标签管理。应标明制剂名称、规格、含量、批准文号、批号、适应证、用法用量、禁忌证、注意事项、贮存要求、内服、外用、眼用等。不同用途的制剂标签应明显。

4. 普通制剂室应有防护措施，对毒、麻、精神药品等特殊药品和易燃、易爆、易腐蚀等危险药品应按照相关规定合理放置和使用，杜绝安全隐患。

二、无菌制剂

（一）概述

无菌制剂是指直接注入人体血管、肌肉、皮下或外用于创面、黏膜的药物。无菌制剂根据制剂主药的性质及除菌技术的不同，分成灭菌制剂与无菌操作制剂两类。灭菌制剂系指采用某一物理或化学方法来杀灭或除去所有活的微生物繁殖体和芽胞的药物制剂，如葡萄糖注射液、柴胡注射液、氯霉素滴眼液等。无菌操作制剂系指采用某一无菌操作方法或技术来制备的不含任何活的微生物繁殖体和芽胞的药物制剂，如注射用青霉素、注射用阿奇霉素、注射用辅酶 A 等。

无菌制剂因其给药途径与其他剂型不同，其生产环境、制作工艺、质量要求比普通制剂要求更严格，所以，对大多数医疗单位而言无菌制剂已淡出医院制剂行列，本教材对无菌制剂只作一般介绍。

（二）常用的灭菌方法

1. 物理灭菌法 包括干热灭菌法、湿热灭菌法、紫外线灭菌法、滤过除菌法、辐射灭菌法、微波灭菌法等。

2. 化学灭菌法 是用化学药品直接作用于微生物将其杀灭的灭菌法，包括气体灭菌法、药液灭菌法。

（三）无菌制剂的主要剂型及质量控制

1. 注射剂

（1）注射剂的含义 注射剂系指药物与适宜的溶剂或分散介质制成的供注入体内的溶液、乳状液或混悬液以及供临用前配制或稀释成溶液或混悬液的粉末或浓溶液的无菌制剂。注射剂又可分为注射液、注射用无菌粉末与注射用浓溶液。如氯化钠注射液、静脉注射脂肪乳、维生素 C 注射液、注射用细胞色素 C 等。

（2）注射剂质量控制 注射剂必须做性状、pH 值、定性、含量、装量、可见异物、无菌的检查。静脉用注射剂应做细菌内毒素或热原检查；溶液型静脉用注射剂、注射用无菌粉末及注射用浓溶液还应做不溶性微粒检查；静脉用大容量注射剂应与血液具有相同的等张性；有些注射剂应做降压物质检测（如复方氨基酸注射液）或升压物质检测。

2. 滴眼剂

（1）滴眼剂的含义　滴眼剂是指将药物与适宜辅料制成的供滴入眼内的无菌液体制剂。滴眼剂可分为水性或油性溶液、混悬液或乳状液。按照用途不同，分为用于外伤和手术的滴眼剂、一般用滴眼剂，两者制备工艺要求不同。用于外伤和手术的滴眼剂应按照安瓿剂生产工艺制备，分装于单剂量容器中密封或熔封，不得添加抑菌剂、缓冲剂，最后灭菌，主药不稳定药物，应在严格的无菌条件下操作。一般滴眼剂应在无菌环境中配制药液、分装；操作过程避免污染，可以添加抑菌剂；若药物性质稳定，可以在分装前灭菌，然后在无菌条件下分装。一般滴眼剂有溶液型和混悬液型，如氯霉素滴眼液、醋酸可的松滴眼液等。

（2）滴眼剂的质量控制　滴眼剂应做性状、定性、含量、pH 值、装量、可见异物、微生物限度检查。混悬型滴眼剂应做混悬微粒细度检查和沉降体积比测定；供角膜创伤、手术用的滴眼剂或眼内注射溶液应做无菌检查。滴眼剂的渗透压应控制在相当于 0.6% ~ 1.5% 氯化钠溶液的范围内，适当增加滴眼剂的黏度（控制在 4.0 ~ 5.0Pa·s）可提高疗效。

三、中药制剂

（一）概述

中药制剂是医院制剂的重要组成部分，系根据法定药品标准将中药原料加工或提取后制成具有一定规格可以直接用于防病治病的一类药物制剂。目前中药制剂大多是根据中药单方、验方、秘方经过精心研制而成的，传统的中药剂型主要有汤（合）、丸、散、膏、丹、酒、胶、露等，按现代制药技术制备的剂型主要有颗粒剂、片剂、滴丸剂、注射剂等。

（二）中药制剂常用的生产工艺

1. 煎煮　按照"中药制剂规程"要求，根据中药材特性，按照一定顺序煎煮中药，质地坚硬者（如磁石、龙骨）先煎，含挥发性成分者（如薄荷）后下，籽类（如车前子）一般包煎，遇热融化者（如阿胶）可以烊化等。

（1）煎煮前用冷水冲洗药材，浸泡 30 分钟左右。

（2）煎煮时加水的液面应高于药材 2 ~ 3cm，一般每剂煎煮两次。

（3）煎煮液应按照规定静置 12 ~ 24 小时，滤去沉淀。

常用的设备包括一般提取器、多功能提取罐、球型煎煮罐。

2. 回流　是用乙醇等挥发性有机溶剂提取的方法。一般回流溶剂高于药材面 2 ~ 3cm；回流后，溶剂必须过滤，然后回收。

3. 渗漉　系将药材装入渗漉器内，溶剂连续地从渗漉器的上部加入，渗漉液不断从其下部流出，从而浸出药材中有效成分的一种方法。一般操作如下：

药材渗漉前应粉碎成粗粉→用规定溶剂进行润湿→装入渗漉器→打开渗漉器下口，加入溶剂排气→关闭下口，放置规定时间→渗漉→收集渗漉液。

4. 蒸发与蒸馏　中药提取液一般量很大，须经浓缩制成一定规格的半成品、或制成成品、或浓缩成饱和溶液析出结晶。根据中药提取液的性质，浓缩的方法有蒸发与蒸馏。

5. 粉碎　根据制剂工艺要求将需粉碎的药材粉碎成适宜粗细的粉末，可加速药材中有效成分的浸出，易于有效成分的溶解和吸收，有利于制备各种剂型。粉碎度应根据药物剂型和应用要求具体控制；粉碎过程中，注意及时过筛，避免部分药物粉碎过度；注意减少细粉飞扬，尤其粉碎毒性药物或强刺激性药物时，注意采取防护措施。

6. 过筛　系将粉碎后的物料通过一种网孔性工具（筛）以使粗细粉分离的操作。应根据药物使用要求使用相应规格的药筛；含水量较高的药粉可以适当干燥后过筛；容易吸潮的药粉应及时过筛，避免吸潮。

（三）常见中药剂型简介

1. 汤剂

（1）**汤剂的特点**　汤剂是我国应用最早最广泛的一种剂型，长期以来，汤剂广泛应用于临床，它具有以下优点：

① 根据病情变化可加减药量，灵活变通地使用药物，适应中医辨证施治的需要。

② 多为复方，药物之间能相互促进，相互制约，充分发挥药物的配伍作用。

③ 为液体制剂，吸收快，发挥药效迅速。

④ 一般以水为溶媒，无刺激性及副作用。

⑤ 制备简单易行。

但由于受溶媒的限制，有些脂溶性和难溶性成分不易煎出，且易霉变，体积大不易携带，味苦等。

（2）**汤剂的分类**　汤剂按其制备方法的不同可分为 4 种类型：煮剂、煎剂、煮散剂和沸水泡药（又称饮剂）。汤剂的用途可分内服和外用。内服主要是口服，外用多作洗浴、熏蒸、灌肠、含漱用。

（3）**汤剂制备的影响因素**　制备汤剂时应考虑煎器的选择、药物的加工、加水量、浸泡时间、煎煮时间、煎煮火候、煎煮次数以及煎煮时诸药的加入次序等几方面。煎器一般选择砂锅，陶瓷锅。药物一般加工成饮片。药物的加水量一般为药物的 5 ~ 10 倍。药物煎煮前用冷水在室温下浸泡，花、叶、茎类为主的 20 ~ 30 分钟，根、根茎、种子、果实类为主的 60 分钟。煎煮火候一般在未沸腾前用武火，已沸后改为文火，保持微沸状态。一般煎煮 2 次，一般药头煎 20 ~ 25 分钟，二煎 15 ~ 20 分钟；解表药头煎 15 ~ 20 分钟，二煎 10 ~ 15 分钟；补益药头煎 30 ~ 35 分钟；二煎 20 ~ 30 分钟。煎煮时间一般头煎以沸腾开始计算 20~25 分钟，二煎 15~20 分钟。药物加入顺序以需先煎的先煎，需后下的一般在煎好前 10~15 分钟入煎。

（4）汤剂的质量评价　由于中药汤剂多为复方，成分复杂，目前尚无有效的方法对其主要成分进行定性或定量分析，仅从汤剂的外观和药渣方面作为质量评价的标准，要求药液浓香，药渣煎透无硬性白心。

随着科技的进步，传统的汤剂煎煮方法逐步被现代技术所取代，如单味中药浓缩颗粒剂、中药煎药机，扩大了中药汤剂的优点，促进了中医药事业的发展。

2. 丸剂　中药丸剂是饮片细粉或提取物加适宜的黏合剂或其他辅料制成的球形或类球形制剂，是品种最多的中成药剂型。其特点是在胃肠道内崩解缓慢，逐渐释放药物。因为多数丸剂中含有粉碎的饮片细粉，粉末中有效成分大部分存在于尚未破碎的植物细胞内，丸剂口服后经崩解，然后在胃肠道内经扩散、溶出、吸收，故吸收缓慢而致药效持久。根据黏合剂的不同丸剂可分为水丸、蜜丸、水蜜丸、糊丸、蜡丸、浓缩丸等。丸剂按制备方法可分为塑制丸、泛制丸、滴制丸。

3. 散剂　系指饮片或提取物经粉碎、均匀混合制成的粉末状剂型，分为内服散剂和外用散剂。散剂特点是制备方法简单，剂量容易控制，与片剂、胶囊剂或丸剂相比，散剂表面积较大、容易分散、吸收及奏效迅速。

4. 片剂　系指提取物、提取物加饮片细粉或饮片细粉与适宜的辅料混合压制或用其他适宜方法制成的圆片状或异形片状制剂，中药片剂的类型有浸膏片、半浸膏片和全粉片等。片剂具有剂量准确、质量稳定、易携带运输、服用方便、成本低廉、可大批量生产、卫生条件也易控制等特点。

5. 颗粒剂　系指提取物与适宜的辅料或饮片细粉制成具有一定粒度的颗粒状制剂。颗粒剂是在汤剂和糖浆剂的基础上发展起来的剂型，既保持了汤剂的特点，又能克服汤剂体积大、易变质霉败的缺点，且易运输和贮存，并可掩盖某些中药的苦味，患者乐于接受，尤其适宜于小儿。

中药颗粒剂制备流程：

物料准备（浸出、精制浓缩）→清膏→混合→制粒→干燥→整粒→分剂量→包装。

6. 滴丸剂　系指饮片经适宜的方法提取、纯化后与适宜的基质加热熔融混匀，滴入不相混溶的冷凝介质中，由于界面张力作用使收缩并冷凝成固体而制成的球形或类球形制剂。和传统中药丸剂、其他剂型相比，中药滴丸剂有如下特点：①疗效迅速，生物利用度高，副作用小；②增加药物稳定性；③液体药物可制成固体滴丸，便于携带、运输和服用；④生产设备简单，操作简便，重量差异小。由于每丸含药量低，所以只适用于剂量较小的药物。

7. 口服液体制剂　系指中药材用水或其他溶剂，采用适宜方法提取，经浓缩制成的内服液体制剂（单剂量包装者又称口服液）。与传统汤剂相比口服液体制剂具有服用剂量适宜，因加入矫味剂味道好而易为患者尤以儿童患者所接受的优点；液体制剂吸收快，奏效迅速，利于治疗急性病；口服液一般封于玻璃瓶中，并经灭菌处理，具有质量稳定、使用安全卫生、服用方便、便于携带、易于保存等特点。

第三节　医院制剂的质量管理

在我国现行医疗制度中，为了保证医院制剂的质量，医院无论大小，均应设置医院制剂质量管理部门，即医院药品检验科（室），负责制剂配制全过程的质量管理。它的行政和业务直接由药学部（科）主任领导。

一、医院药品检验室的设置与职责

（一）化学分析室

化学分析室应用化学分析的方法对本院药品制剂进行定性、定量和杂质限量检查。配备各种化学试剂、试液、标准溶液和一些基本的容量分析仪器，是药品质量检验的最基本工作单元。

（二）仪器分析室

仪器分析室应用仪器分析的方法对本院药品、制剂进行检验。仪器分析室应配备一些常用的分析仪器，例如：分析天平、酸度计、自动旋光仪、阿贝折光仪、崩解仪、紫外分光光度仪、干燥箱、显微镜等，大型医院还可配备一些精密分析仪器，例如：高效液相色谱仪、薄层色谱扫描仪等。

（三）微生物检查室

微生物检查室一般有四部分组成，无菌检查室、微生物限度检查室、阳性对照室、微生物培养室。以微生物学的方法对药品制剂的质量进行检验，主要包括无菌检查、微生物限度检查以及抗生素效价测定等，是医院药品检验不可缺少的部分。细菌内毒素检查室主要是对《中华人民共和国药典》和国家标准认可的制剂品种进行细菌内毒素检查。微生物培养室放置一定的仪器设备，包括恒温箱、干燥箱、冰箱。

（四）留样观察室

留样观察室要有符合规定的、足够的面积和空间及相应的样品柜，对各种制剂按要求进行留样观察，并认真做好记录，对于观察期已完成的制剂应及时处理。

（五）动物实验室

动物实验室由动物饲养室和动物实验室组成，主要用于检查制剂中的热原及其他动物实验。药检所用动物必须符合特定饲养条件和要求，并实行专用制度，建立动物档案。

二、医院制剂的质量标准

医院制剂质量管理以《药品生产质量管理规范》、《医疗机构制剂配制质量管理规范》为准。凡被《中华人民共和国药典》、《中国医院制剂规范》及相关地方标准收载的制剂，即标准制剂，其质量标准和检查方法按照以上标准执行。非标准制剂和临时制剂由医院自行参照相关标准制定质量标准及检查方法，并报省级药品质量监督管理主管部门批准后才可执行。

三、医院制剂的依法检查

（一）医院药品质量检验室的工作任务

1. **自制制剂的质量检验** 这是最基本的工作，包括生产用水、原料、半成品、成品的质量检查。药品检验按规定的抽样方法抽样，按检验程序执行，按检验规程操作，按质量标准下结论，填写好质检记录后签发报告单。所有自制制剂必须每批检验，质量符合标准后方可使用。

2. **制定质量标准及质量管理文件的管理** 药品质量检验室必须建立每种制剂的质量标准，制定严格的操作规程和质量管理制度，参与制定制剂操作规程。

3. **外购药品质量的监督** 外购药品一般在出厂时已经过严格的质量检验，并附有检验报告单。但若出现特殊情况，如药品受潮、标签脱落、接近效期等，就要求医院药品检验室进行严格检验来确保质量，合格后方可使用。

4. **临床毒物分析** 其目的主要是对临床抢救的中毒患者进行毒物的鉴定分析，迅速报告，为临床医生抢救和治疗患者提供参考。传统方法是薄层色谱法，但近年已逐渐被高效液相色谱法所取代。

5. **质量跟踪和报告** 建立一个以药品检验室为中心的、各有关工作室参加的制剂质量监督网，以保证各种自制制剂在使用过程中的质量始终符合要求。

6. **制剂的留样观察** 留样观察一方面通过定期对留观样品的质量按标准进行检查，保证制剂在使用期间的质量稳定；另一方面，可以用来考察制剂在储存条件下的质量变化规律，为确定和改变制剂的有效期或质量负责期提供数据。

（二）医院制剂质量检查程序

1. 制剂室送检品，并填写"检品登记"。

2. 依法逐项检查，若有不合格品，应首先考虑检验是否有问题，如确实无误，则应协助配制人员寻找原因，认真填写"检验记录"。"检验记录"包括检品名称、规格、批号、数量、来源、生产单位；检验依据；取样日期、报告日期；检验项目、测定数据、计算过程、测定结果；结果判定；检验人及复核人签章等内容。

3. 填写"检验报告单"。"检验报告单"包括检品名称、规格、批号、数量、来源、生产单位；检验依据；取样日期、报告日期；检验结果；判定；检验人、复核人及负责人签章等内容。该报告单一式两联，其中第一联送回制剂室，另一联保存备案。

4. 将"检验报告单"与"制剂操作单"装订归档，该批产品即可在院内使用。

5. 制剂检验原始记录应保存 5 年，制剂检验报告单保存至超过有效期 1 年，不得少于 3 年。

（三）医院制剂的一般检查项目

医院制剂的一般检查项目是制剂检查的共性项目，包括制剂的性状、鉴别、检查、含量测定等。

1. 性状　制剂外观的描述，包括色泽、臭味、固体或半固体的状态；溶解度、熔点、比旋度、折光率和吸收系数等物理常数。

2. 鉴别　制剂是由主药和辅料经过一定的制备工艺制成的单方或复方制剂，鉴别反应是确定某个制剂中一个或几个主药是否存在的实验。鉴别反应根据药物的化学性质进行，无机药物一般根据阴阳离子的特殊反应，对于有机药物，则大多采用官能团的反应，中药材的鉴别一般采用显微鉴别或经验鉴别，制剂的鉴别试验可采用化学方法，也可采用仪器分析方法。

3. 检查　包括 pH 值、水分、干燥失重、炽灼残渣、相对密度、有关物质检查、生物检查及各药品正文项下规定的检查项目和药典附录中规定的各种制剂的特殊检查项目。

4. 含量测定　测定制剂中主要有效成分的含量，测定的方法一般采用容量分析法和仪器分析法。

（四）医院制剂质量检验常用的分析方法

1. 容量分析法　是根据与被测物质完全作用时，所消耗标准溶液的体积来计算被测物质含量的一种方法。该法快速、准确、仪器设备简单，操作简便，适用于各种化学反应类型的测定。一般测定的相对误差可达 0.1% 左右。根据所利用的化学反应类型和介质的不同，容量分析法可分为中和法（酸碱滴定法）、容量沉淀法（沉淀滴定法）、配位滴定法、氧化还原法、非水滴定法等方法。

2. 仪器分析法　是根据被测物的某种物理或物理化学性质与组分之间的关系，进行定性或定量分析的方法。该法大都需要精密仪器，具有灵敏、快速、微量、准确的特点。仪器分析法主要包括 pH 值测定法、旋光度测定法、折光率测定法、紫外分光光度法、气相色谱法、高效液相色谱法等方法。

▊ 课堂互动

请同学以小组为单位，查阅《中国医院制剂规范》，讨论其中的药品含量测定方法的种类、要点和注意事项。

第四节　静脉用药配置中心

一、概述

静脉用药配置中心（PIVA）是指在符合 GMP 标准的情况下，依据药物特性设计的操作环境。由专业的药学技术人员严格按照操作程序进行药物配置，包括抗生素药物配置、肠外营养药物配置、细胞毒性药物配置等，其目的是为临床医疗提供优质技术服务，促进合理用药。

静脉用药配置中心的发展

世界上第一个静脉用药配置中心于 1969 年在美国俄亥俄州州立大学医院建立，我国第一个静脉用药配置中心于 1999 年建立于上海市静安区中心医院。2002 年，卫生部颁布的《医疗机构药事管理暂行规定》指出，医疗机构要根据临床需要逐步建立全静脉营养和肿瘤化疗药物等静脉液体配置中心。

静脉用药配置中心的设施与 GMP 要求相同，具备相应的洁净区（室），并规定有岗位职责和操作规程，制定相应质量管理制度，工作人员是经过培训并考核合格后方可上岗的专业技术人员，包括药剂师（士）、护师（士）、送药工等。

静脉用药配置中心是医院药学工作必不可少的一部分。它的建立可以加强对药品使用环节的质量控制，保证静脉用药的无菌性，防止不合理用药现象，降低给药错误，实现医院药学由供应保障型向技术服务型的根本转变，体现了以患者为中心的服务理念。

二、肠外营养配置和使用过程中应注意的问题

（一）配置过程中应注意的问题

肠外营养（PN）是从静脉内供给营养作为手术前后及危重患者的营养支持，全部营养从肠外供给称全胃肠道营养（TPN）。肠外营养液应当日使用当日配制，24 小时输完，最多不超过 48 小时。配制过程需严格无菌，在洁净台内完成，配制液可装在 3L 输液袋内，如不立即使用，置于 4℃冰箱保存，使用前 1~2 小时取出，在室温下使用。

1. 尽量减少脂肪乳剂静脉注射液与其他药物配伍　脂肪乳剂静脉注射液平均粒径要求在 1μm 以下，其稳定性受诸多因素影响，故配伍应慎重。

2. 配伍混合顺序　①微量元素和电解质加入氨基酸溶液中。②磷酸盐加入葡萄糖液中。③将上述两液转入 3L 静脉营养输液袋中。如有需要，可将另外数量的氨基酸和葡萄糖在此步骤中加入。④将水溶性维生素和脂溶性维生素混合后加入脂肪乳中。⑤将脂肪乳、维生素混合液转移入全营养混合物（TNA）袋中。⑥排气，轻轻摇动 TNA 袋中的混合物，备用。

（二）使用过程中应注意的问题

输注时应勤观察，严防空气进入输液系统，最好用输液泵，按计划恒速输入。采用同一条通路输注肠外全营养液（TPN）和其他治疗液时，中间要用基液冲洗过渡；输注速度，应在 18~20 小时输完；输注时不能在 Y 形管中加入其他药物，避免配伍禁忌；使用 PVC 袋时应避光。

本 章 小 结

本章从医院制剂的特点、医院制剂生产的条件入手，学习了医院普通制剂、灭菌制剂、中药制剂的特点及质量控制。本章内容综合性、实践性强，需要将药剂学、药物分析学的知识与本章内容结合起来，以便更好地理解医院制剂常用的剂型、常用的检验设备与技术。

> **初级药师考试点**
> 掌握肠外营养配制和使用过程中应注意的问题。

同 步 训 练

一、单项选择题

1. 医院制剂的质量标准是(   )
   A. 中国药典
   B. 同类药品的质量标准
   C. 无统一标准
   D. 医院自定标准
   E. GMP 标准

2. 下列对于医院制剂的销售范围，正确的是(   )
   A. 可以随意在市场销售
   B. 不得在市场销售
   C. 可以在药店销售
   D. 只能在医院之间销售
   E. 只能在医院内部使用，经省级药品监督管理部门批准，可以在医院之间调剂使用

3. 关于散剂的特点，叙述错误的是(   )
   A. 散剂易分散，奏效快
   B. 制法简便
   C. 散剂适宜小儿服用
   D. 挥发性成分适宜制成散剂
   E. 散剂既可内服也可外用

4. 注射剂灭菌效果最可靠的方法是(   )
   A. 干热灭菌法
   B. 紫外线灭菌法
   C. 热压灭菌法
   D. 化学杀菌剂灭菌法
   E. 滤过除菌

5. 制剂室工作人员应该每隔(   )时间体检一次，以保证制剂的质量安全。
   A. 3 个月
   B. 6 个月
   C. 1 年
   D. 2 年
   E. 3 年

6. 下列哪项是影响散剂安全有效的重要因素,同时也是散剂质量优势的重要指标
(　　)

    A. 散剂的均匀度　　　　　　　　　B. 散剂的密度

    C. 散剂的粉碎度　　　　　　　　　D. 散剂的包装

    E. 以上均是

二、多项选择题

1. 医疗机构配置制剂的目的(　　)

    A. 为满足本单位临床需要　　　　　B. 为满足科研及教学的需要

    C. 为补充市场药品供应短缺不足现象　D. 为了盈利

    E、适应市场所需

2. 制剂过程中,必须要求达标的是(　　)

    A. 送检制度要求　　B. 人员卫生要求　　C. 原材料要求　　D. 设备要求

    E. 工艺用水要求

3. 片剂制备过程中,经常出现粘冲现象,应考虑(　　)

    A. 药物的吸湿性　　　　　　　　　B. 干颗粒的含水量过多

    C. 黏合剂量不足　　　　　　　　　D. 设备老化

    E. 冲模表面粗糙、锈蚀、刻字太深

4. 影响散剂混合均匀度的因素有(　　)

    A. 各组分的比例　　　　　　　　　B. 堆密度

    C. 混合设备　　　　　　　　　　　D. 混合方法

    E. 混合时间

三、简答题

1. 简述医院制剂的特点。

2. 列举医院制剂的分类方法。

3. 简述医院制剂质量检验的程序。

第五章　医院药品采购与仓储管理

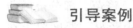 引导案例

　　青霉素是每个医院都要使用的药品之一。青霉素采购的流程：药库制订采购计划→药学部（科）主任、分管院长审核→采购员通知供货商→供货商送货→采购员、库管员验收入库→库管员保管、储存养护→发放给门诊药房、病房药房→药师发给患者。

　　问题

　　（1）医院采购药品的计划依据是什么？

　　（2）医院药品采购的原则和流程是怎样的？

　　（3）药品的验收入库包括哪些内容？

　　（4）药品是怎样分类储存的？储存条件有哪些？需要怎样养护？

　　（5）特殊管理药品是怎样管理的？

　　（6）药品的账务是怎样管理的？

第一节　医院药品采购与仓储管理概述

一、药品仓库的建筑和设施要求

　　《医疗机构药品监督管理办法（试行）》明确指出：医疗机构应当有专用的场所和设施、设备储存药品。药品的存放应当符合药品说明书标明的条件。

（一）药库的建筑

　　1. 药库的建筑要求　医院应设置与诊疗范围和用药规模相适应的、与诊疗区和治疗区分开的药库。药库的地理位置应地势宽阔平整，交通方便，便于药品运输和消防等，雨季不积水、漏雨、渗水，采光通风好，保持适宜的温湿度。危险药品库应远离生活区和病区，一般在 30m 以外。药库的内墙壁、顶棚和地面应光洁、平整，尽量采用防火材料；门窗应严密，水源充足，防火、防盗器材配备齐全；照明或动力电线应设计成暗线。

2. 药库分类　根据药品的性质要求，药品储存库分为常温库、阴凉库、冷藏库、危险药品库、特殊管理药品库等。药库的相对湿度均应保持在45%～75%，按照温度不同要求分库存放。

（1）常温库　适用于储存化学性质较稳定，在管理上没有特殊要求的一般药品。温度要求在0℃～30℃。

（2）阴凉库　适用于储存质量易受高温影响的药品及中药材的存放。含醇、糖制品、易挥发药品、软膏、栓剂、胶囊剂、乳膏剂及注明要求的品种常存于阴凉库，温度要求不高于20℃。

（3）冷藏库　适用于保存生物制品、部分血液制品、基因药品、疫苗、部分抗菌药品等，在高温条件下易失效的药品品种，以及一些易变质的贵重中药材。温度要求在2℃～10℃。

另外根据药品的性质，还应设置特殊管理药品库：根据《药品管理法》规定特殊管理的药品包括麻醉药品、精神药品、医疗用毒性药品、放射性药品，应设专库或专柜存放。存放处要有保险柜、防盗门窗、监控器、报警器、消防等安全设施。易燃、易爆等危险药品亦应设专库存放。

3. 其他　医疗机构储存药品，应当按照药品属性和类别分库、分区、分垛存放，并实行色标管理。药品与非药品分开存放；中药饮片、中成药、化学药品分别储存、分类存放；过期、变质、被污染等药品应当放置在不合格库（区）。

（二）药库的设施

1. 保持药品与地面之间有一定距离的设施　如各种药品货架、托盘、垛墩等。避免药品直接与地面接触而发生吸潮、发霉、变质等。

2. 避光、通风设备　药品要避免阳光直射，通风口和窗口应加挡光板或遮光窗帘等；要设置排气、通风窗口。

3. 监测和调控温、湿度设备　要有温湿度计（最好安装温控报警系统）、去湿机、加湿器、制冷、供暖等设备。

4. 符合安全用电要求的照明设施　各类熔断、保险、配电设备齐全。危险药品库应使用防爆灯。

5. 防尘、防水、防污染、防虫、防鼠以及防火防盗等设施　主要有药品货架、药品柜、篷布、防尘布、纱门、纱窗、捕鼠器、消防栓、灭火器、保险柜、防火防盗门窗、监控器、报警器等。

6. 特殊管理药品库设施　应有保险柜、防盗门窗、监控器、报警器等防盗设施。

二、药品仓库管理工作人员的设置与职责

（一）药品仓库管理工作人员的设置

医院药库应按照有关法规要求配备相应的工作人员。

1. 药库负责人　应由主管药师以上药学专业技术人员担任。熟悉药品管理法规和药品管理业务，并能解决药品管理、仓储等技术问题。

2. 药库管理员（库管员）　由具有一定理论知识和实际操作能力的药师以上的药学专业技术人员担任。

3. 药库会计　应配备 1～2 名有资质的财务人员，负责药库的账务。

（二）药库管理工作人员的职责

药库管理工作人员应严格按照相应的法规制度的要求，加强对设施与设备、药品采购、入库验收、储存与养护、出库、销售的管理。

三、药库管理规章制度

（一）药品法规

药库管理涉及的药品法规包括《中华人民共和国药品管理法》及其实施条例、《药品经营质量管理规范》（Good Supplying Practice，GSP）及其实施细则、《医疗机构药事管理规定》、《医疗机构药品监督管理办法（试行）》，以及各省市颁发的《药品使用管理条例》等。

（二）规章制度

药库除应严格执行国家和省、自治区、直辖市的法律法规外，还应自行制订相应的规章制度，并严格执行，以保证药品的质量。这些制度主要有：药库负责人岗位职责、药库管理员岗位职责、药库会计岗位职责、药品验收入库制度、药品储存养护制度、药品发放制度、药品召回制度、药品效期管理制度、特殊管理药品管理制度、药品价格管理制度、药品信息管理制度、药品盘点制度、药库安全制度等。

第二节　医院药品的采购管理

一、医院药品招标采购基本原则、类别及方式

（一）医院药品招标采购遵循的基本原则

《医疗机构药品集中招标采购工作规范（试行）》中规定："医疗机构药品集中招标采购应当坚持质量优先、价格合理，遵循公开、公平、公正和诚实信用原则。"

1. 质量第一原则　质量第一的原则是由药品的特殊性和医疗机构的服务性质决定的。药品采购活动中要求认真审核投标人资质、评标方法、评标标准的权重比例，全面把握药品质量的完整性、先进性与质量管理的保证性，择优选择采购药品品种。

2. 合法性原则　医疗机构采购药品时要严格遵守《中华人民共和国药品管理法》及

其实施条例和国家行政部门颁布的相关法律法规。从具有药品生产、经营资格的企业购进药品，购进的药品必须符合国家法定质量标准并依法注册。

3. 价格合理原则 医疗机构采购药品的价格，必须不高于国家物价部门定价和各省招标价格。

4. 公开、公平、公正原则 这是《中华人民共和国招标投标法》所规定的在招标投标过程中必须遵循的基本原则，更是市场经济活动中的重要准则。公开就是要求药品集中招标采购活动的全部环节和过程都要透明，使所有投标人获得的信息均等，要通过信息公开、程序公开、标准与方法公开、结果公开而逐一体现出来；公平就是要求参与药品集中招标采购的所有招标人与投标人在承担义务和享受权利的关系方面真正做到平等；公正就是要在所有的环节、程序、内容等方面公开公平地对待所有合格投标人。

5. 诚实守信和保障性原则 当事人在药品集中招标采购中自觉履行义务，承担责任，诚实守信；同时要不断提高药品采购管理的科学性、预防性、有效性。做好计划，有效建立药品储备制度，保障供应。

（二）医院药品采购的类别和方式

1. 药品采购的类别 医院药品采购主要包括"医院基本用药目录"中的药品和新引进药品的采购。"医院基本用药目录"中的药品采购属于常规性计划采购，既要保证供应，又要不积压，新引进药品不属于医院药品常规采购范围，必须由临床科室申请，药学部(科)初审，经医院药事管理与药物治疗学委员会会议通过，批准引进后，方能采购。

2. 药品采购的方式 目前主要分为药品集中招标采购与药品集中议价招标采购。

（1）**药品集中招标采购** 是指药品采购商(招标人)事先提出药品采购条件和要求，邀请众多的药品供应商(投标人)参加，按照规定的程序从中选择供应商进行药品采购的一种市场交易行为。凡是通过集中招标采购能够成交的品种，都不能采用其他采购方式。

（2）**药品集中议价招标采购** 是指由多家药品采购商联合采用上述方式以相同价格和要求选择供应商和采购药品；药品集中议价招标采购通常只适用于新药采购或是集中招标采购时无人招标报价的品种。

目前医院采购主要是通过所在省的药品集中采购平台采购。供应商首先要在省药品集中采购办公室注册取得某一药品的供应权限，然后再与使用此药品的医院签订供药协议，才能给医院供药。"基本药物"可以不通过所在省的药品集中采购平台，医院与供药商可直接签订协议。

二、医院药品采购的程序和质量管理

医院用药具有品种多、数量小、规格全、周转快的特点，药品采购管理是医院管理的关键环节，是保证药品质量的关键。

（一）药品采购的程序

1. **制订药品采购计划**　医院药事管理与药物治疗学委员会以《医院基本用药目录》、《国家基本医疗保险药品目录》为选择基础，结合临床与科研的需要，拟定本医院用药目录。制订采购计划要根据目录，结合临床使用情况，保持合理药品库存和合理安排资金。由药库管理员科学地制订采购计划并交药库负责人初审后，交药学部（科）主任和分管院长审核，同意后方能采购。新品种采购必须经过医院药事管理与药物治疗学委员会通过后，才能编写药品采购计划，实施药品采购。

2. **选择供货对象，采购药品**　首先应确定供货企业的法定资格及质量信誉，由医院药事管理与药物治疗学委员会对供货企业的《营业执照》、《药品经营许可证》、《药品经营质量管理规范认证证书》（GSP 认证证书）、企业法人代码、税务审报表及药品供应目录进行审核。

3. **采购方式的确定**　按照《医疗机构药品集中招标采购工作规范（试行）》的要求，确定采用集中招标采购、集中议价采购等。采购特殊管理药品必须严格执行有关规定。

4. **供需关系的确立过程**　按照《医疗机构药品集中招标采购工作规范（试行）》的要求定标后，药品招标经办机构组织医疗机构直接与中标企业按招标结果签订购销合同，也可由招标经办机构受招标人委托与中标企业签订购销合同。

5. **验收移交入库**　药品购回后，采购人员与库管员共同验收入库，双方在发票上签字，交会计及时入账，每月将发票汇总上交财务办理付款。

6. **质量不合格的药品**　应查明原因、分清责任，及时制订与采取纠正、预防措施，做好不合格药品的处理、报损和销毁记录，记录应妥善保存至少两年。

（二）药品采购的质量管理

1. **药学部（科）应设置药品采购员负责药品的采购工作**　药品采购员必须严格遵守《中华人民共和国药品管理法》及其实施条例、《药品流通监督管理办法》、《医疗机构药品集中招标采购工作规范（试行）》、《药品招标代理机构资格认定及监督管理办法》等法律法规的规定，依法行事。

2. **医院必须从具有药品生产、经营资格的企业购进药品**　医院购进药品，应当查验供货单位的《药品生产许可证》和 GMP 认证证书或者《药品经营许可证》和 GSP 认证证书及营业执照，以及所销售药品的国家食品药品监督管理局颁发的药品注册批件、药品执行标准，所在省食品药品检验所的检验报告、药品说明书、包装盒样品、物价文件等相关证明文件，并核实销售人员持有的授权书原件和身份证原件。

3. **医院购进药品时应索取票据**　医院应索要供货单位的发票和详细清单，并建立验收入库记录，做到票、账、物相符。清单上必须标明供货单位名称、药品名称、规格、批号、数量、批准文号、生产厂家、价格等内容，并盖有供货单位的原始印章。发票每月底交财务科，详细清单药库留存，票据保存期不得少于 3 年。

4. 药品采购文件的管理　医院应制订药品从采购到验收入库的控制程序，明确药品从采购到验收结果的处理程序，明确对不合格药品的处理程序及要求。药学部（科）必须将药品采购过程中的所有文件存档备查。

5. 制订药品质量验收的管理制度　负责药品质量验收的人员，要明确任务和职责，在验收药品过程中，必须执行质量验收制度，填写药品质量验收报告，明确异常情况的报告与处理，如发现采购药品有质量问题，要拒绝入库，并做详细记录。对于提供质量不合格药品的供货单位，应停止从该单位继续采购药品。

第三节　药品仓储与供应管理

一、药品验收入库

（一）药品的验收入库程序

医院采购的药品入库时必须经过验收，药品验收入库的目的是要保证入库药品的数量准确、质量完好，防止不合格药品进库。药品验收入库内容包括数量验收、质量验收、包装验收。入库药品应严格执行验收制度，验收合格后方可入库。

1. 数量验收　检查药品与发票上的药品名称、规格、数量、批号、有效期、生产厂家、注册商标及批准文号是否相符，如有短缺或破损应拒收，并查明原因，做好记录。

2. 包装检查　药品验收必须按照比例抽验至最小包装，核对各级包装标签和说明书是否印有注册商标，其内容是否符合药品监督管理部门审定的内容。其中内包装标签上必须注明药品的名称、规格、生产企业、批准文号、生产批号、有效期、注册商标、主要成分、适应证、用法用量、注意事项、不良反应、贮藏等内容。

3. 质量验收　包括外观质量验收（直觉判断法）即以人的感觉器官来检验药品的形状、性状、色、臭、味等外观质量；内在质量验收（实验判断法）即药品检验部门通过化学或其他科学方法检验确定质量。

4. 特殊管理药品的验收　特殊管理药品必须两人共同验收，麻醉药品和一类精神药品必须按上述要求，两人共同验收，百分之百验收至最小包装。

5. 验收入库记录　供货商送货到药库后，库管员应立即进行验收。经验收合格的药品应立即入库，并做好验收入库记录。验收入库记录应当包括药品通用名称、规格、数量、批号、剂型、生产日期、有效期、生产厂家、批准文号、供货单位、价格、购进日期、抽验数量、运输条件、验收结论、验收人等内容。入库单由药库管理人员填写，一式三联，第一联留存、备查，第二联为记账凭证，第三联随原始单据交财务部门。

验收入库的药品应及时根据"分区分类、货位编号"的原则，储存在相应货位；同时根据发票录入药品账。

（二）药品验收注意事项

1. 药品必须经过专业人员验收，确定无质量问题后方能入库、储存、发放、使用、付款。

2. 检查出厂检验报告书或成品合格证，对出厂检验报告书内容有疑问或发现药品质量不稳定、原材料或工艺改变、移厂生产初期或新产品初次购入等，除检查药品外观性状以及包装外，应加强抽样进行实验室检验或送检，并索要有关证明文件。

3. 对于麻醉药品、精神药品、医疗用毒性药品等，应双人验收至最小销售包装单位。遇空气易污染变质的药品，一般可根据检验报告书或合格证进行验收，不应任意开拆内包装。经过拆封检验后的药品，必须及时按原包装换装，最好加贴验收标签，并尽量先发出使用。

4. 在验收中，要按规定的比例开箱检查，发现可疑的批号，必要时应全部拆箱检查或按批号抽样化验。验收人员应当对抽样药品的外观、包装、标签、说明书以及相关的证明文件等逐一进行检查、核对，并检查其运输条件是否符合药品包装上的贮存项下对温度的规定。验收结束后，应当将抽取的完好样品放回原包装，加封并标示。

5. 验收人员对入库药品的数量、包装、质量进行检查后，应做好详细的验收入库记录。验收入库记录必须保存至超过药品有效期1年，但不得少于3年。

6. 质量验收不合格药品的报告程序与控制处理：

（1）建立不合格药品的报告程序：在质量验收结论明确后，应立即填写《药品拒收报告单》，按照医院相关管理规定要求进行报告，拒绝入库，并应办理退货手续。

（2）加强对不合格药品的控制处理：将不合格药品从待验区移至不合格区；对不合格药品标以明显、清晰的红色标识；查明原因并按照规定的程序及确认方式及时处理；将该信息录入到医院药品采购管理的相应管理资料与评价资料中；建立能反映发生与处理全部过程与结果的管理记录。

7. 所有药品必须经过库管员验收入库才能领用，否则一律不准办理资金结算。

 课堂互动

讨论假如有供货商送药到药库，验收人员先要查看药品的外包装有无缺损，索要药品检验报告，再核对药品发票上的内容和药品包装上注明的内容，并按该医院自定抽验比例抽验至最小包装。该做法是否妥当？

二、药品出库管理

药品的出库是指对销售、调拨的药品出库前进行质量核查，以保证其数量准确、质量完好。药品出库是药品在流通领域中十分重要的环节之一。

（一）药品的出库原则

药品出库应坚持"先产先出"、"易变先出"、"近期先出"和"按批号发药"的原则。

1. **先产先出**　是指库存的同一药品，对先生产的批号先出库。

2. **易变先出**　是指库存的药品，对不宜久贮易于变质的药品品种尽量先出库。

3. **近期先出**　即"近失效期先出"，指库存有效期的同一商品，对接近失效期的先行出库。

4. **按批号发药**　是指药库发药时应按药品批号顺序，尽量以同一批次的数量发出，这是药品实行批号管理的重要环节之一。

（二）药品出库注意事项

1. **出库凭证制作程序的管理与控制**　出库凭证应按照药房领药申请的品种和数量制作，凭证的份数按满足药库和药房留存的要求打印，打印好的出库凭证应有发药人员和领药人员的共同签名确认。

2. **药品出库检查与复核**　发药人员和领药人员应按品种、数量、批号、有效期等逐一进行检查与复核，药品出库检查与复核记录应保存至超过药品有效期 1 年，但不得少于 3 年。

3. **药品出库后的文件管理**　药品出库后的文件管理主要是指出库凭证的装订与存档、出库后的仓库账务处理、出库后的药品库存状况变化信息的处理等。出库凭证一般每月装订存档一次。每次药品出库后，要及时记账减去库存，保证账物始终相符。

三、药品的仓储知识

（一）药品的一般保管办法

1. **储存条件**　一般药品都应该按照《中华人民共和国药典》2010 年版凡例中"贮藏"项下规定的条件进行储存与保管，亦可根据药品的性质，加以妥善保管。

2. **性质和剂型**　应按药品的性质、剂型并结合仓库的实际情况，采取"分区分类，货位编号"的方法，在库保管。

知识链接

药品摆放"六分开原则"

药库药品摆放应该遵守"六分开"原则。即：药品与非药品分开、内服药与外用药分开、人用药和兽用药分开、一般药品与特殊管理药品分开、合格药品和不合格药品分开、容易串味及性能相互抵触的药品分开。

3. **堆码存放应符合药品保管的要求**　合理堆放，充分利用空间，保证库房安全，有利于收发，方便工作。药品不能直接放置在地面上，要放在药品架上，离地应不低于

10cm，离墙、离屋顶、离暖气片、离水管等应不低于30cm。

4. **实行药品保管责任制度** 库管员分片管理，建立药品保管账，正确记载药品的进、出、存情况，经常检查，定期盘点，保证账物相符。

5. **药品实行色标管理** 合格品为绿色，不合格品为红色，待验品为黄色。

6. **卫生要求** 库房应经常保持清洁卫生，并采取有效措施，防止生霉、虫蛀、鼠咬等，库房的相对湿度应保持在45%～75%之间。

7. **安全要求** 加强防护安全措施，确保仓库、药品和人员安全。如安装监控、报警、防盗门窗等设施。

（二）药品的特殊保管方法

1. **遇光易变质的药品** 这类药品应置于避光容器内，或外包锡纸或黑色纸等遮光材料，并在阴凉干燥的暗处存放，防止日光照射。

2. **受热易变质和易挥发药品** 这类药品应注意密封在容器内，并放置阴凉库保存，或放置冷藏库等；怕冻药品、在低温下易变质或冻裂容器，一般应在2℃以上的仓库保存，防止冻结；有特殊要求的药品，应根据药品说明书要求，结合它们的性质采取不同的保温措施。

3. **易风化药品** 这类药品不宜储存于干燥的地方。

4. **易吸潮引湿的药品和易霉变虫蛀的药品** 这类药品应在干燥的阴凉处保存，梅雨季节应注意采取防潮、防热措施。

5. **易串味药品** 这类药品应储存于阴凉处，密封单独存放，并与一般药品特别是有吸附性的药品隔离存放。易氧化和易吸收二氧化碳的药品应注意密封保存。

四、中药材的储存和养护知识

中药材品种繁多，成分性质各异，为了保持中药材的品质，确保治疗效果，避免发生霉变、虫蛀、走油、变色、走味、风化等现象，必须进行科学的养护。

（一）中药材储存中常见的变质现象

1. **霉变** 中药表面附着的真菌在适宜的温度、湿度和足够的营养条件下进行生长繁殖，致使中药有效成分发生变化而失效。

2. **虫蛀** 指昆虫侵入中药内部所引起的破坏作用。

3. **变色** 指药材失去正常固有色泽的现象。变色往往使不少中药变质失效不能再供药用。

4. **泛油** 中药泛油又称走油或浸油，指药材及饮片所含油脂溢出表面呈油浸润状态，使质变软、色泽变深黯，并发出油败气味的现象。

5. **散气变味** 是指一些含有易挥发成分的（如挥发油等）中药，因贮藏保管不当而造成挥散损失，使得中药的气味发生改变的现象。

6. **风化** 某些含有结晶水的矿物类药，因与干燥空气接触，日久逐渐失去结晶水而变为粉末状态。药材风化后其质量和药性也随之发生改变。

7. 潮解 固体药材吸收空气中水分，并在湿热空气影响下，其表面慢慢溶化成液体状态的现象。

8. 粘连 某些熔点比较低的固体树脂类药材及一些胶类药物，受潮后粘连结块的现象。

9. 腐烂 某些鲜活类药材因受温度和空气中微生物的影响，引起发热，有利于微生物繁殖和活动而导致腐烂变质的现象。

（二）影响中药材贮藏质量的因素

1. 中药变质的自身因素 中药的含水量，各种化学成分如油脂、挥发油、淀粉、色素、黏液质等，对中药储存均有影响。

2. 影响中药材变质的环境因素

（1）空气的影响 空气不但可以促使中药材体内的生物氧化，而且还可为中药害虫及某种微生物提供生存条件。

（2）温度的影响 温度升高，使化学成分迅速变质，含有芳香性成分的中药挥发油加速挥发，加快"走油"；温度低于0℃时，会使中药材中的水分结冰。

（3）湿度的影响 库房相对湿度在70%时，对中药材养护科学化最有利，当相对湿度超过75%以上时，会导致发霉生虫、走油、泛糖、潮解和溶化。当相对湿度低于60%时，中药材因失水太多会出现干裂、发脆等。

（4）光线的影响 日光照射会引起中药材变色，光线会加速中药材的光化反应，使中药材氧化分解、聚合；紫外线和热可以使蛋白质变性、色素分解等。

（三）中药材养护科学化的方法和技术

中药材养护科学化是社会发展的必然，是企业现代化管理的需要，是 GSP 认证的要求。为了保证群众用药安全有效，必须运用科学的方法和先进的技术实现中药材养护科学化。中药材在贮藏过程中，根据不同中药材的性质，选择最佳的贮藏温度，灵活调节光线，合理发挥光线在中药材养护中的作用。

1. 建立中药材养护档案 每种中药材在完成质量验收的前提下入库，随后必须建立中药材养护档案，内容包括品名、产地、规格、日期等，进行详细分类检查，并把各类中药材的检查结果详细记录在案。

2. 修建符合养护科学化要求的库房 按中药材养护科学化要求，必须修建密封的空气和温度控制库房、红外线干燥库房、紫外线灭菌库房、氮气保鲜库房、冷藏库房等。

（1）空气控制法 也称为"CA 贮藏"，用这种方法对中药材养护叫做"气调养护"，把中药材置入密封的环境内，对影响药材变质的空气中氧浓度进行有效的控制，人为地造成低氧状态，新的害虫不能产生或侵入，抑制微生物的繁殖，并延缓中药材有机成分的陈化，从而防止药材的变质，保证原有中药材的品质。

（2）远红外线法　应用远红外线加热干燥中药材，是 20 世纪 70 年代发展的一项新技术，具有操作简便、穿透力强、受热均匀、迅速干燥等特点。

（3）紫外线杀虫法　紫外线的杀虫、灭菌作用较强，当中药材生虫发霉时应送往紫外线专库，进行灭菌杀虫。^{60}Co 射线灭菌杀虫效果最好，有时间短、见效快的特点，但必须有特殊的要求，造价成本高。

（4）气体杀虫法　氮气是不活泼气体，难溶于水，化学性质稳定，用它对药材密封空间作气体置换，保持中药材品质稳定效果良好。

（5）现代的冷藏法　主要用空调、冷风机和冷冻机等机械设备来降低库内温度，一般可分为阴凉库、冷藏库二种。阴凉库的温度不高于 20℃，冷藏库的温度为 2℃ ~ 10℃。它可以有效地控制温度，防止中药材发生质变，保持易挥发、升华、熔化、泛油、泛糖等中药材的品质稳定，冷藏贮藏还可杀虫。

3. 控制空气和温度养护中药材　需要在密封的条件下进行，密封库房的结构，既要符合控制空气和温度的要求，又要讲求科学和实用。

（1）气调库房结构　密封库气调养护中药材要进行气体置换，必然形成库内外的气压差，为防止库房因承受高压从而崩塌，库体通常选择钢筋混凝土结构。为了降低成本便于使用和操作，亦可用货柜式密封仓，可以缩小空间，避免造成浪费。密封材料多种多样，以安全、有效、成本低、不泄漏为佳。氮气库房结构亦可视同气调库房建造。

（2）冷藏库房结构　冷藏库房一般为钢筋混凝土结构，基本要求是绝缘隔热，不至于冷气流失。其隔热材料多为软木板和聚苯乙烯泡沫塑料、膨胀珍珠岩等。

4. 实施数字化管理　中药材养护科学化在继承和发展传统的养护技术基础上，实施科学的数字化管理，如温湿度调控、含水量测定、灭菌杀虫、保鲜等。实施数字化管理的基础是必须收集和掌握一套完整的科学数据，探明在什么数字下，该施行何种养护法，使之自动化和程序化。

5. 应用计算机辅助管理　要建立温湿度、红外线、紫外线、冷藏库房等的自动化调控系统，根据档案数据和预警系统警报自动开启机械开关和设备，或进行遥控，适时进行抽氧、充氮、充二氧化碳等，用数字指令微机完成吸潮干燥、降温、灭虫杀菌等诸项任务。

第四节　特殊药品保管

一、特殊管理药品的分类与保管

特殊管理药品，即指麻醉药品、精神药品、医疗用毒性药品、放射性药品。麻醉药品、一类精神药品实行"五专管理"和"三级管理"。"五专管理"即专人负责、专柜加锁、专用处方、专用账册、专册登记；"三级管理"即药品供应科→药品调剂科→病区或临床科室的三级管理。实行批号管理，即开具的药品可追溯到患者。毒性药品要按照规定，设专库或专用保险柜，双人双锁。

二、高危药品、相似药品的含义与保管

（一）高危药品、相似药品的含义

高危药品指由于使用错误而可能对病人造成严重伤害的药品。临床上一般指药理作用显著且迅速、易危害人体的药品，包括高浓度电解质、中药注射剂、胰岛素制剂、肌肉松弛剂、细胞毒类药物、麻醉药品、第一类精神药品、医疗用毒性药品、部分循环系统类药品及其他。相似药品即指看似、听似的药品。

（二）高危药品、相似药品的保管

高危药品要专区（柜）存放、要有专用警示标识。严格出入库手续，随时和定期盘点，要求数字准确，账物相符。结合药品的性能考虑贮存条件，注意避光等。由于破损、变质、过期失效而不可使用的高危药品应清点登记，列表上报，监督销毁。相似药品要分开存放，不得随便处理。

三、危险化学药品的保管

危险化学药品是指受光、热空气、水分、撞击等外界因素的影响可引起燃烧、爆炸或具有腐蚀性、刺激性、剧毒性和放射性的药品。在保管危险化学药品时，首先必须熟悉各种危险药品的特性，并且严格执行公安部《化学危险物品储存管理暂行办法》、《爆炸物品管理规则》、《仓库防火安全管理规则》和交通部《危险货物运输规则》中的各项有关规定，采取适当的措施，预防危险的发生。

危险化学药品的贮藏以防火、防爆、确保安全为关键，其保管方法如下：

1. 放置　危险化学药品应储存于危险品仓库内，不得与其他药品同库储存，远离电源，并有专人保管。

2. 分类堆放　性质相抵触的物品（如浓酸与强碱）、灭火方法不同的物品应隔离储存，与其他药品同库短期储存时，应保持一定安全距离，相互隔离。

3. 温度　库内应有通风降温设备，可以利用门窗进行自然通风，或在适当高度装有通风管。炎热季节温度过高，还应采取其他降温措施予以配合。

4. 操作　注意安全操作，搬运时应轻拿轻放，防止震动、撞击、摩擦、重压和倾倒，在室内禁止用铁器开箱或敲打，不得穿钉鞋在库内走动，金属容器避免拖拉或撞击，收发货、开箱、分装打包等工作应另辟专室进行。

5. 包装　经常检查包装容器是否严密，若发现封口不严、渗漏或有破损等现象，应在指定安全地点进行整修，或及时与有关部门联系处理。

6. 防火　库区严禁烟火，更不得安装火炉，库房门外应配置足够而适当的消防器材，以确保安全。

四、有效期药品、退货药品和不合格药品的储存管理

（一）有效期药品的管理

《药品管理法》规定，自 2001 年 12 月 1 日起生产和上市销售的药品必须标明有效期。有效期药品的贮藏，必须按照规定的贮藏条件保管以防止或延缓其变质；在保管中，应注意按效期远近专垛堆放，并要建立效期药品月报制度，严格掌握"先产先出、近期先出和按批号发货"原则，以免过期失效。凡过了有效期的药品，则属于劣药，决不能再用。

保管有效期药品工作中应注意的问题是：

1. 有效期的识别，如某药品包装上标明有效期至 2015 年 3 月，则可使用至 2015 年 3 月的最后一天。

2. 有效期不等于保险期，注意根据药品性质进行保管和贮存。要严格按照药品包装上注明的贮存条件贮存。

3. 包装容器不同，同一药品有效期不同；同一原料的不同剂型，有效期也不同。

4. 药品离开原包装时，应将有效期注明在变换后的容器上，并且要严密观察是否有变质现象；药品的有效期是指在原包装和符合要求的贮存条件下，如果贮存条件不合适、移开包装或原包装开封，都会缩短药品的保质期。

（二）退货药品的管理

对药房退回的药品，要重新按照规定验收，合格的归位到正常区域，不合格需供货商退货的药品，应单独存放在待退药品区，要查清原因，一般情况下普通药品及时报药品采购办，采购办通知供货商退回，并做好记录（包括供货商、品名、规格、数量、批号、有效期、生产厂家、退货理由、处理方式及处理日期等内容）。对于药品本身的质量问题，应及时上报药学部（科）负责人，视情节停止使用此药品，或停止供货商供应此药品，并由供货商和生产厂家书面说明原因及改正措施。退货记录应保存 3 年。

（三）不合格药品的管理

1. 在药品验收、储存、养护、销售过程中发现不合格药品，应存放于不合格药品区，挂红色"不合格药品"标识，及时上报药学部（科）负责人处理。

2. 药学部（科）负责人在检查过程中发现不合格药品，应及时通知库房、门诊药房、病房药房等岗位，立即停止出库和销售，同时将不合格品集中存放于不合格药品区。

3. 不合格药品应按规定进行报损和销毁。报损、销毁应由药学部（科）负责人统一负责，其他各岗位不得擅自处理销毁不合格药品；不合格药品的报损、销毁由仓库提出申请，填报不合格药品报损有关单据。不合格药品销毁时，应在质量负责人和其他相关人员的监督下进行，并填写"报损药品销毁"记录。

4. 对质量不合格的药品，应查明原因，分清责任，及时制订与采取纠正、预防措施。

5. 应认真及时、规范地做好不合格药品的处理、报损和销毁记录，记录应妥善保存至少 2 年。

第五节 药品账务管理与实库存管理

药学部(科)购销药品金额占全院经费收支的比重很大，因此，搞好医院药学部(科)经济管理，对加强医院建设具有重要意义。要坚持把提高社会效益放在首位，按照"定额管理，合理使用，加速周转，保证供应"的原则和"核定收入，超收上缴"的管理办法，保证药品供应，减少损耗，提高药品管理质量。

一、药品的账务管理

(一) 定期盘点

医院应加强对药库的管理，定期(一般每月底)对药品库存进行盘点，使账物相符，若有不符，应及时查找原因。

(二) 年底盘点

年底由财务部(科)组织一次全面盘点，医院对实物盘点，账物核对，并与财务部(科)进行账目核对。

(三) 建立主管药品会计责任制

药学部(科)应配备一名会计，作为单位会计整个核算内容的一个组成部分。

1. 按照会计制度的规定，搞好药品的算账、记账、报账和核算工作，做到手续完备、数字真实、账目清楚、报表及时。

2. 根据经济管理要求，经常检查分析全院药品进、销、耗、存情况，抽查处方划价，审核药品销售收入。

3. 督促协助药库、调剂室、临床科室搞好定期药品盘点、核对，及时进行账目处理，做到账物、账账相符。

二、药品的实库存管理

(一) 金额管理、数量统计、实耗实销

为记录药品的收发结存情况，应该制订一整套账表单据，如本月药品出库汇总表、药品入库汇总表、药品盘点表、药品调价表等报到财务部门，月底对全部库存药品进行盘点，应账账相符、账物相符。如果只是账账相符，叫做金额管理。最细致的管理是实库存管理，即账面上的每个药品数量和实物完全相符。

(二) 计划采购、定额管理、合理使用、加速周转、保证供应

医院应根据医疗活动的实际需要及市场供应情况确定合理的药品储备定额，实行计

划采购，及时供应。药品采购计划应遵循以销定存的原则，既保证供应，又减小库存，加快医院资金周转。

（三）定期进行盘点，核对账务

药品的购入和发放必须建立健全入、出库手续，药品购入后及时入账，发放后及时出账。药库与药房应定期进行盘点，核对账务，保证药库出库的金额与药房入库的金额相等。

（四）建立健全岗位责任制，严格管理制度

各个环节的凭证、现金交接要有完备的手续和凭据；盘点要细致准确，全面彻底，过秤点数，严禁估算。

三、药品的零库存管理

零库存管理，即药库不留库存，由各药房根据临床使用情况作出采购计划，药库汇总后，制订总的采购计划。药品到货验收合格后，立即发放给各药房。各药房领取的数量即是药库计划数量，随入随出，可使库存压缩到最低限度，加快资金周转。

本 章 小 结

1. 学习本章内容后，学生应更加重视课余实习，通过实地参观和教师组织的药品入库验收、储存和养护、发放模拟训练，初步学会药品采购、验收、药品储存与养护、发放工作过程中的基本技能。

2. 学生在学习时及时在医院、药品销售部门和药学信息资料中调查收集有关有效期药品、退货药品和不合格药品的实例资料，并进行讨论、交流，对理解相关知识内容很有帮助。

初级药师考试点

1. 掌握医院药品的采购基本原则与采购程序。
2. 掌握医院药库药品验收的基本内容。
3. 掌握医院药库分类及药品储存的基本条件。
4. 掌握医院药库药品养护的有关知识。
5. 掌握医院药库药品发放的程序。

同 步 训 练

一、单项选择题

1. 在医院增加或更新一种药品，需经过讨论通过的组织是（   ）
   A. 医院院务委员会　　　　B. 同类药品的质量标准　　C. 医院专家委员会
   D. 医院药事管理与药物治疗学委员会　　　　　　　　E. 医院党委会

2. 医疗机构开展药品的正确宣传应做到（   ）

A. 恰如其分地介绍药品的治疗作用

B. 重点介绍药品的治疗作用和注意事项

C. 恰如其分地介绍药品的治疗作用和不良反应、禁忌证和注意事项等

D. 恰如其分地介绍药品的不良反应和禁忌证

E. 恰如其分地介绍药品的生产厂家

3. 药品常温库、阴凉库、冷藏库的温度依次为(　　)

A. 0℃~30℃、20 ℃以下、2℃~10℃

B. 0℃~30℃ 、不高于20 ℃、2℃~8℃

C. 0℃~30℃ 、不高于20 ℃、0℃~8℃

D. 0℃~30℃ 、不高于20 ℃、2℃~10℃

E. 0℃~30℃、20 ℃以下、2℃~8℃

4. 药品储存的基本原则是(　　)

A. 按包装大小储存　　　　B. 按生产区域储存　　　　C. 分类储存

D. 按批号储存　　　　　　E. 按重量储存

5. 医疗机构药品采购的主要方式是(　　)

A. 集中公开招标采购　　　B. 询价采购　　　　　　　C. 竞争性谈判采购

D. 集中邀请招标采购　　　E. 公开招标采购

6. 防止药品霉坏变质的最基本条件是(　　)

A. 改进库房的通风条件

B. 药品保持一定的墙距、垛距和地面的距离

C. 定期抽检药品

D. 严格控制库房的湿温度

E. 增加阳光照射

7. 在药品养护中发现药品质量问题时，暂停发货，应挂上(　　)

A. 蓝色的标志　　　　　　B. 红色的标志　　　　　　C. 黄色的标志

D. 绿色的标志　　　　　　E. 橙色的标志

8. 医院药品养护工作贯彻的原则是

A. 预防为主　　　　　　　B. 重点养护　　　　　　　C. 质量检查

D. 账货相符　　　　　　　E. 账账相符

9. 影响中药材养护工作的外界因素包括(　　)

A. 日光、空气、微生物与昆虫

B. 日光、空气、温度

C. 日光、温度、时间

D. 日光、温度、湿度、时间、微生物与昆虫

E. 以上都对

二、多项选择题

1. 药品管理法中属于特殊管理的药品包括(　　)

A. 医疗用毒性药品　　　　　B. 麻醉药品　　　　　　　C. 放射性药品
D. 高危药品　　　　　　　　E. 精神药品

2. 药品出库发货的原则是(　　　)
A. 近期先出　　　　　　　　B. 先产先出　　　　　　　C. 易变先出
D. 先进先出　　　　　　　　E. 易碎先出

3. 药品储存过程中，受外界哪些因素的影响会发生质量变化(　　　)
A. 温度　　　　　　　　　　B. 湿度　　　　　　　　　C. 日光照射
D. 空气中的氧　　　　　　　E. 真菌

4. 药品储存保管严格执行双人双锁管理制度的是(　　　)
A. 一类精神药品　　　　　　B. 二类精神药品　　　　　C. 麻醉药品
D. 不合格药品　　　　　　　E. 毒性药品

5. 防止中药材变质的常用方法有(　　　)
A. 干燥法　　　　　　　　　B. 密封法　　　　　　　　C. 冷藏法
D. 对抗同贮法　　　　　　　E. 化学药剂熏蒸杀虫法

6. 气调养护法可(　　　)
A. 杀虫　　　　　　　　　　B. 防虫　　　　　　　　　C. 防霉
D. 防变色　　　　　　　　　E. 防泛油

7. 药品验收入库的内容包括(　　　)
A. 数量验收　　　　　　　　B. 包装验收　　　　　　　C. 特殊管理的药品的验收
D. 重量验收　　　　　　　　E. 质量验收

8. 根据药品储存需要，按照温度要求不同，药品仓库分类包括(　　　)
A. 冷藏库　　　　　　　　　B. 阴凉库　　　　　　　　C. 保温库
D. 常温库　　　　　　　　　E. 特殊药品库

三、简答题

1. 药库的分类有哪些？
2. 药品采购的类别和主要方式是什么？
3. 试述药品验收入库的内容。
4. 试述高危药品的定义和包括的药品类别。
5. 试述中药材(中药饮片)变质现象。

第六章 临床药学和药学保健

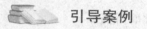 引导案例

某患者，女，12 岁，近日由于细菌性肠炎导致腹泻，医师给开具下列处方。

【处方】

R 诺氟沙星胶囊 0.1g×10 粒

　　用法：0.2g，3 次/日，口服

问题

（1）针对该患者开具的处方是否合理？为什么？

（2）如果你是临床药师，你对该医师开具的药物有何建议？

第一节 临床药学概述

一、临床药学的产生和发展

翻开药物发展史，人们不难发现，药物在治疗疾病的同时，对人类也造成了很大的伤害，这就是我们所说的药害事件，以下就是几个典型的药害事件。

20 世纪 50 年代，法国人曾试用有机锡制剂 Stalinon，治疗皮肤感染、骨髓炎、炭疽、痤疮等病症，曾出现 217 人中毒，102 人死亡。

1956 年上市的新药"反应停"，作为镇静药用于孕妇的妊娠反应，结果在西欧造成 10000 多例无臂畸形儿。

在日本，由于长期服用 8-羟基喹啉，致使 8000 多人失明或下肢瘫痪。

在法国，也曾因长期服用铋盐，使 1000 多人产生中枢神经损伤。

在我国，虽无确切的统计数据，但是随着新药的不断出现，药源性疾病确实在与日俱增。一系列的药害事件使人们对药物不良反应的发生引起了重视，人们越来越深刻地认识到药物不仅要进行临床前研究，还必须进行临床研究。只有全面地了解药物的作用，揭示药物的不良反应，才能保证用药的安全有效，临床药学就是在这样的历史背景下产生的。

临床药学是医药结合、探讨药物临床应用规律、实施合理用药的一门药学分支学

科，该学科通过药师进入临床，运用药学专业知识，协助医师提出个体化给药方案，并监测患者的整个用药过程，从而提高药物治疗水平，最大限度地发挥药物的临床疗效，其核心是合理用药，目的是保证患者用药安全、有效、合理、经济。

（一）国外临床药学的产生和发展

临床药学在国外的产生和发展经历了以下三个阶段：

1. 临床药学的提出和发展初期阶段 20 世纪 60 年代初，临床药学思想首先在美国正式提出并在南加州大学药学院创立了临床药学专业，开始了临床药学的培训。1970 年美国对药学院的学生实行强制临床药学教育，为临床药学的发展打下了坚实的基础。

2. 药学服务概念提出阶段 20 世纪 80 年代以后，临床药学向更专业的方向发展，临床药师参与临床药物治疗，为医师提供用药咨询，为护士提供药学支持。医、药、护关系更加密切了。此时，也出现新的问题，临床治疗更加复杂，大量新药上市，医疗费用迅速上升，另外药物的毒副作用也迅速增加，在这样的情况下提出了药学服务的概念。

3. 以患者为中心的药学服务阶段 20 世纪 80 年代以后，医院的药学服务工作不再把药品放在首位或把精力集中在药物－人体的生物转化过程，而是强调对患者用药全过程的监护，直接对患者的用药结果负责，也就是以患者为中心的药学服务模式。

美国作为临床药学的发源地，其成就和作用已得到世界上大多数国家同行的认可。医院药学强化了医师、药师、护士之间的协调关系，突出临床药师在临床用药中的决策指导地位。医院药剂科成为集药品采购、药品养护、处方调配、处方审核、临床用药指导、药学监护、临床用药评价、药品情报、药物不良反应监测、药学咨询等一系列工作为一体的综合机构。大量研究表明，临床药师参与合理用药决策使医院内发病率和死亡率呈下降趋势，临床药师提出的用药方案和建议大部分被采纳或经过修改后采纳。

（二）我国临床药学的产生和发展

临床药学在我国的产生和发展经历了以下三个阶段：

1. 以调剂为核心的医院药学的初级阶段 20 世纪 50 年代是以药剂学为核心进行的，该阶段的特点是处方的调剂工作量很大，由于制剂的设备简陋，所以只能做一些简单的制剂，主要是复方制剂。

2. 以生物药剂学为核心的医院药学阶段 20 世纪 60 年代我国引进了临床药学的概念，随着科学技术的发展，此阶段的药学工作已有了明显的发展，已转向以生物药剂学为核心的医院药学阶段，该阶段的特点是药房处方调剂工作量已逐步减小，开展了对复方制剂组方的科学研究，以符合药用标准的原料作为生产制剂的原料逐渐增多，把工作质量转向药品在临床上应用是否合理及有无配伍禁忌等方面。在药物质量标准的控制中，除有含量测定外，更多注意的是药物稳定性、生物利用度等的测定。开始对血药浓度进行监测和研究，药动学等新理论已应用于医院药学工作中。

3. 以现代药剂学及临床药学为支柱的医院药学阶段 自 20 世纪 70 年代至 80 年代

中期开始，医院药学的发展更为迅速，此阶段临床药学在我国兴起，各级医院相继成立了临床药学研究室，医院药学的各项工作已逐步进入现代化和自动化的程度。各种新知识、新设备逐步普及到医院药学的实践应用工作中，在临床药学和科研工作方面已取得了较为显著的成绩。

二、临床药师的设置与职责

临床药学工作主要有临床药师来完成。临床药师是指与医师护士合作参与临床药物治疗的全过程、实现合理用药目标的药学专业技术人员。其核心任务是直接参与临床药物治疗活动，为临床医护人员和患者做好药学信息咨询等各项与合理用药有关的工作，以提高临床药物治疗的安全性、有效性和经济性。为规范医疗机构药事管理工作，保证人民用药安全、有效、经济，卫生部、国家中医药管理局于 2002 年联合下发了《医疗机构药事管理暂行规定》(以下简称《暂行规定》)的通知，该通知提出要逐步建立临床药师制度，并对临床药师的任职资格和主要职责做了明确的规定。临床药师应具备药学专业本科以上学历并由取得中级以上药学专业技术资格的人员担任。

2011 年在总结各地《暂行规定》实施情况的基础上，结合当前国家药物政策以及医疗机构药事管理工作的新形势和新任务，卫生部、国家中医药管理局和总后勤部卫生部卫医政发(2011)11 号文件，该文件对《暂行规定》进行了修订，制定了《医疗机构药事管理规定》。该规定指出，临床药师应当具有高等学校临床药学专业或者药学专业本科毕业以上学历，并应当经过规范化培训。新时期下临床药师的主要职责如下：

（1）负责药品采购供应、处方或者用药医嘱审核、药品调剂、静脉用药集中调配和医院制剂配制，指导病房(区)护士请领、使用与管理药品。

（2）参与临床个体化药物治疗，开展药学查房，为患者提供药学专业技术服务。

（3）参加查房、会诊、病例讨论和疑难、危重患者的医疗救治，协同医师做好药物治疗工作。

（4）开展抗菌药物临床应用监测，促进药物合理使用。

（5）开展药品质量监测，药品严重不良反应和药品损害的收集、整理、报告等工作。

（6）掌握与临床用药相关的药物信息，提供用药信息与药学咨询服务，向公众宣传合理用药知识。

（7）开展药物利用评价和药物临床应用研究；参与新药临床试验和新药上市后安全性与有效性监测。

（8）其他与医院药学相关的专业技术工作。

随着药学事业的不断发展，未来对临床药师提出了更高的要求，这就是国际药学联合会和世界卫生组织(WHO)提出的七星药师的具体要求，即希望药师成为：①健康服务的提供者；②患者用药的决策者；③医、护、患的信息交流者；④药学事业发展的领导者；⑤合理用药的指导者；⑥药品治疗的管理者；⑦终身的学习者。作为一名药师，应该在明确临床药师职责的情况下，建立健全临床药学工作制度，深入医院和社区，完成历史赋予药学工作者的神圣使命，为大众开展全程化的药学服务。

第二节　临床药学的主要内容

临床药学的研究内容主要有治疗药物监测、药物不良反应监测、药物利用研究与合理用药指导等内容。

一、治疗药物监测

（一）治疗药物监测的定义

治疗药物监测（therapeutic drug monitoring，TDM）是指在临床进行药物治疗过程中，观察药物疗效的同时，在药代动力学原理的指导下，运用各种灵敏的现代化分析仪器和手段，定量地测定患者的血液或其他体液中药物或其代谢产物的浓度，研究药物浓度与疗效及毒性之间的关系。进而设计或调整给药方案，达到满意的疗效及避免发生毒副反应，同时为药物过量中毒的诊断和处理提供实验室依据。简而言之，TDM 是生物制品中药物分析与临床药动学的有机结合，单独任何一方面的作用都是不完整的，因此近年来国外又将其称为临床药代动力学监测（clinical pharmacokinetic monitoring，CPM）。

大多数临床用药可以根据相关的临床表现和相关指标判断药物的疗效，另外，某些药物的作用强度和药物作用部位的浓度具有相关性，即血药浓度能反映作用部位药物浓度。但是还有一些药物，如治疗有效浓度范围小的药物（地高辛等）、短期内难以判断疗效的药物（抗癫痫药）、个体利用和代谢差异较大的药物、用药后未见预期疗效或出现中毒症状、同时应用多种药物可能发生相互干扰等情况则需要进行监测。所以临床上为了防止和减少不良反应的发生，最好的办法就是对安全性低的药物进行血药浓度监测，制定出个体化给药方案。

（二）治疗药物监测的实施步骤

共同制定治疗决策（医师、药师）→共同设计处方剂量（医师、药师）→对初剂量进行设计（医师、药师）→对处方进行调剂（药师）→给患者用药（护士、药师）→共同观察药物的疗效（医师、药师和护士）→对患者抽血（医师、临床药师、护士或检验师）→进行 TDM（药师、检验师）→进行药动学处理（医师、药师）→根据 TDM 数据结果调整给药方案（医师、药师）。

（三）治疗药物监测的方法

血药浓度测定的方法主要有光谱法、色谱法和免疫法。上述三种方法有如下特点：

1. 光谱法　光谱法是最早用于 TDM 的方法，包括紫外分光光度法（UV）和荧光分光光度法（Fluor），其优点是设备简单、费用低廉。缺点是操作步骤较多、灵敏度低、特异性差，容易受到体液中其他成分的干扰，因此使用受到限制，目前仅用于灵敏度要求不高的药物的测定。

2. **色谱法** 包括气相色谱法（GC）和高效液相色谱法（HPLC），在两者中以 HPLC 在 TDM 中的应用最为广泛。灵敏度、特异性、重复性均佳，可对多种药物同时检测是两者共同的优点。不足之处是技术要求高，预处理繁琐；耗时长，不能适应紧急需要结果的要求。

3. **免疫学方法** 包括放射免疫分析法（RIA）、酶免疫法（ELISA）、荧光免疫法（FIA）和荧光偏振免疫法（FPIA）等。免疫学方法的特点是有商品化的试剂盒，所需样品少、测量准确、自动化程度高、操作方便。在常规 TDM 工作中应用较多，特别适用于体液药物浓度较低又需要长期大量分析的样品。

（四）采血时间和部位

采血时间和部位的选择，直接影响到能否正确解释和分析结果。具体采血时间和部位如下：

1. **采血时间** 单剂量给药时，根据药动学的特点，选择药物在平稳状态时取血。多剂量给药时，在达到稳态血药浓度后采血，以考察与安全范围的符合程度。多在下一次给药前采取血样，所测浓度接近谷浓度，称偏谷浓度。

若考虑用药剂量偏高，应在稳态峰值浓度时采血。

若考虑用药剂量不足，应在稳态谷值浓度或偏谷浓度采血。

若考虑中毒或急救时，随时采血。

缓释制剂或半衰期长的药物，可在两次给药之间的任意时间点采血。

2. **采血部位** 通常是外周静脉采血。静脉注射后瞬时血药浓度与药理作用强度无相关性。具体采血遵循以下原则：不在同一侧同一根血管处进行采血。即若在某一侧上肢的血管给药，则应在该侧的下肢或者对侧的血管采血。肌肉或者皮下注射后，也应尽量避免在注射部位的回流静脉处取血。

（五）治疗药物监测的范围

进行 TDM，实行个体化给药，可以提高药物的疗效，减少毒副作用，但并非所有的药物都需要监测，对那些疗效显而易见（可以根据临床表现和临床指标判断疗效）、安全范围宽的药物不必进行 TDM，只有符合下列条件的药物才需要进行 TDM。

（1）安全范围较窄的药物，即血药浓度稍高就会出现毒副作用，稍低又无效，如地高辛、奎尼丁。

（2）治疗指数低、毒性反应强的药物，如抗心律失常药、抗癫痫药等。

（3）药物体内过程个体差异大，不易估计给药后的血药浓度，并且难以通过剂量来控制的具有非线性动力学特征性的药物，如苯妥英钠。

（4）药物的毒性反应与疾病的症状难以区分，可通过血药浓度监测确定是给药剂量不足还是因为过量中毒。

（5）患者心、肝、肾和胃肠道等脏器疾患，可明显影响药物的吸收、分布、代谢、排泄等体内过程，血药浓度波动大，有必要进行监测。

（6）患者接受多种药物治疗有中毒的危险时，要监测血药浓度。

（7）某些长期使用或采用特殊治疗方案时的药物，如氯氮平、环孢素 A 和采用大剂量甲氨蝶呤化疗时。

（8）常规剂量下出现毒性反应，诊断和处理过量中毒，以及为医疗事故提供法律依据。

（9）联合用药产生相互作用而影响疗效时，联合用药常致药物相互作用而使药物的吸收、分布、生物转化和排泄发生改变，可通过测定血药浓度对剂量进行调整。例如，奎尼丁与地高辛合用可使地高辛的血药浓度增加 2.5 倍，应减少地高辛给药剂量以避免药物中毒。

目前列入 TDM 范围的临床常用药物见表 6-1。

表 6-1 目前列入 TDM 范围的临床常用药物

分 类	临床常用药物
强心苷类	地高辛、洋地黄毒苷
抗癫痫药	苯妥英钠、苯巴比妥、卡马西平、丙戊酸钠等
抗心律失常药	奎尼丁、利多卡因、普鲁卡因胺等
β-受体阻断药	普萘洛尔、阿替洛尔、美托洛尔等
平喘药	氨茶碱
抗生素	氨基糖苷类、万古霉素、氯霉素等
抗恶性肿瘤药	甲氨蝶呤、环磷酰胺、阿霉素等
免疫抑制剂	环孢素 A
抗躁狂症药	碳酸锂
抗抑郁药	丙米嗪、地昔帕明、阿米替林、多虑平等

知识链接

TDM 的国际权威机构

TDM 的国际权威机构是国际治疗药物监测和临床毒理学会（International Association of Therapeutic Drug Monitoring and Clinical Toxicology，IATDMCT）。该机构成立于 1995 年，是 TDM 和 CT 两个学科的联合，是由 50 余个国家的临床化学家、临床药学家、临床药理学家、临床医师、临床检验学家等近 1000 人组成，其下属有药代动力学、治疗药物监测和临床毒理学、实践标准、毒理学、遗传学、基础经济学 6 个分会。其职能有研究、服务、教育、高质量地为医患服务。

（六）治疗药物监测的基本条件

如果对临床使用药物进行有效的监测，至少具备以下基本条件：

（1）具有灵敏、特异、快速、准确的药物分析方法和技术。

（2）建立一系列能对药物的体内动态变化进行科学描述的数学公式及模型。

（3）药物的药理作用和血药浓度之间有明确的关系。

血药浓度仅是反映药物效应的一个间接的指标，只有在和临床观察相互结合时，相辅相成，才能正确的发挥血药浓度监测合理用药的手段。

二、药物不良反应监测

（一）药物不良反应的定义

我国《药品不良反应报告和监测管理办法》（卫生部令第 81 号）对药物不良反应（adverse drug reactions，ADR）定义为：合格药品在正常用法和用量下出现的与用药目的无关或者有害的反应。ADR 强调药物的不良反应是在"正常的用法和用量"的情况下出现的，排除任何情况下出现的用药过量和配伍不当等原因造成的反应。与 ADR 的定义不同，药物不良事件（adverse drug event，ADE）是指在药物治疗期间所发生的任何不利的医学事件，但事件的发生并非一定与用药有关。为了更大限度地降低人群的用药风险，本着"可疑及报"的原则，对有重要意义的 ADE 也要进行监测。我国的药品不良反应监测体系是同时涵盖 ADR 和 ADE 的报告与检测。

▮ 案例

> 某患者，男，45 岁，3 天前由于细菌感染引起感冒发热，体温 40℃，医师让其静脉点滴头孢曲松钠（每日一次，每次 2g，与 250ml 盐水混合输注），连用 5 天后感冒痊愈，第 6 日，因参加应酬饮用白酒 300ml，之后出现面部潮红、头痛、腹痛、出汗、心悸、呼吸困难等症状。患者认为是喝了假酒。
>
> **问题**
> （1）请您解释出现上述症状的原因。
> （2）如果您是医务人员，在用药前后应如何给患者建议？

（二）药物不良反应的分类

根据药品不良反应与药理作用的关系，一般分为两类：A 型不良反应和 B 型不良反应。

1. A 型不良反应　又称剂量相关性不良反应，为药物药理作用强度的增强或作用时间的延长。A 型不良反应的特点是具有剂量依赖性，可预测，发生率高，危险性小，死亡率低，包括副作用、毒性反应、继发反应、首剂现象、后遗效应、依赖性等均属于 A 型不良反应。

2. B 型不良反应　又称与剂量无关性不良反应，与药物本身的药理作用无关的异常反应。B 型不良反应的特点一般是不易预测，发生率低但死亡率高，其发生机制比较复杂，可能与药物、机体的特异性有关。包括特异质反应和变态反应。

一般根据药物不良反应的程度将其分为轻、中、重三度。轻度指轻微的疾病或反应，症状不发展，一般无须治疗。中度指不良反应症状明显，重要的脏器或系统有一定的损伤，易恢复。重度指重要脏器(心脏、脾脏、肺脏、肾脏、肝脏、大脑等)损害严重、致残、致畸、致癌、致死以及导致门诊患者住院治疗或者住院时间延长的反应。

(三) 药物不良反应发生的因素

药物不良反应发生频率和严重程度与药物本身的性质、人体生理病理状态、给药方法以及饮食和环境等因素有关。

1. 药物方面的因素 包括药物本身药理作用、质量、剂量、剂型、用法及其相互作用。

2. 机体方面的因素 包括人本身的种族差异、性别差异、年龄差异、个体差异及病理状态差异、敏感性及特异质等。其中个体差异也是发生药物不良反应的重要因素。

3. 其他因素 饮食因素和环境因素(如烟、酒、茶与药物合用)会影响药物作用，增加或者加重药物的不良反应。

(四) 药物不良反应的监测

人们在利用药物来治疗疾病的同时，药物的不良反应不断出现，使更多的人关注药物的不良反应。为了保证人民用药的安全有效，很多国家都建立了不良反应监测制度；为了促进各国药品不良反应信息的交流，WHO 于 1968 年制定了国际药品不良反应监测计划。1978 年成立了"世界卫生组织国际药物监测合作中心"，标志着药品不良反应监测国际合作的开始。1998 年我国的药物不良反应监测的专业机构国家药品再评价中心(CDR)成立，使得我国药物不良反应监测工作进入了快速发展阶段。1999 年颁布《药品不良反应监测管理办法(试行)》，标志我国正式实施药品不良反应报告制度。

药物不良反应监测主要是监测上市药品的不良反应，是药品再评价的一部分。因为在药品上市前临床研究主要考察疗效，受到许多人为因素(如病例少、研究时间短、试验对象年龄范围窄、用药条件控制较严、目的单纯等)的限制，这些因素使得一些发生频率低于 1% 的 ADR 和一些需要较长时间应用才能发现或迟发的 ADR 未能发现。目前，我国药物不良反应报告和监测工作主要根据 2011 年卫生部和国家食品药品监督管理局(SFDA)联合发布的《药品不良反应报告与监测管理办法》进行。

1. 药物不良反应监测的主要内容

(1) 收集药品不良反应信息，对药品不良反应的危害情况进行进一步的调查，及时向药品监督管理部门报告，提出对有关药品如何加强管理的意见、建议。

(2) 及时向药品生产企业、经营企业、医疗预防保健机构和社会大众反馈药品不良反应信息，防止药品不良反应的重复发生，保护人民的用药安全。

2. 药物不良反应的监测方法

(1) 自愿报告系统 是一种自愿而有组织的报告制度，指医务人员(医师、药师、护士)将在临床实践过程中发现的可疑的 ADR 报告给药品生产企业、经营企业，ADR 监测专业机构，药品监督管理部门。上述机构通过加工、整理、因果关系评定后，再将不良反应信息反馈给报告单位，以保证用药安全。目前，自愿报告系统是世界卫生组织国际药物监测合作中心的成员国大多采用的方法。

自愿报告系统的优点是监测覆盖范围广（包括上市后所有药品）、时间长（不受时间和空间的限制）、简便易行。缺点是报告存在随意性，容易出现资料偏差和漏报现象。

我国目前医院报告不良反应的程序：一般由医师或临床药师填写《药品不良反应/事件报告表》，交本院药剂科临床药学组，该组对收集的报表进行整理、加工，对疑难病例由院 ADR 监测组分析评定，然后全部上报地区药品不良反应监测中心，地区中心定期向各医院反馈本地区不良反应发生的情况，并将收集到的不良反应报告上报给省、自治区、直辖市药品不良反应监测中心；省、自治区、直辖市药品不良反应监测中心再上报给国家药品不良反应监测中心（图6-1）。国家药品不良反应监测中心将有关报告上报 WHO 药物监测中心。

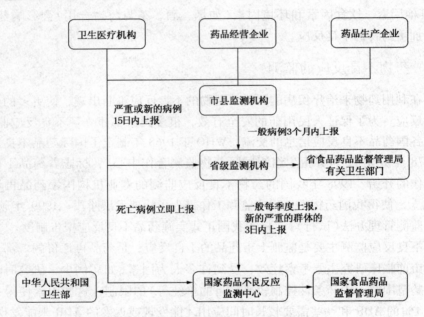

图6-1　我国药品不良反应上报途径

（2）集中监测系统　是指在一定时间（如数月、数年）对一定范围（如某一地区、几个医院/及几个病房）所发生的 ADR 及药品利用情况进行详细记录，来探讨 ADR 的发生规律。根据检测的目的不同分为病源性监测和药源性监测。病源性监测是以患者为线索，了解患者用药及药物不良反应情况。药源性监测是以药物为线索，对某一种或几种药物的不良反应的监测。我国集中监测系统采用重点医院监测和重点药物监测系统相结合的方式进行监测。重点医院监测指定有条件的医院，报告药品不良反应和对药品不良反应进行系统检测研究。该方法覆盖面虽然较小，但针对性和准确性提高，能反映一定范围内某些药品的不良反应发生率。重点药品监测是针对一部分上市新药加强监测，以利于及时发现一些未知的或非预期的不良反应，并作为这类药品的早期预警系统。需要重点监测的新药通常由药品不良反应专家咨询委员会决定。

3. 药物不良反应的报告范围

（1）上市 5 年以内的药品（包括进口不足 5 年的药品）和列为国家重点监测的药品，报告该药品引起的所有的可疑不良反应。

（2）上市 5 年以上的药品，主要报告严重、罕见或新的不良反应。严重的不良反应是指造成器官功能损害、导致住院治疗或延长住院时间的反应，以及发生致畸、致癌、致残、致死、出生缺陷等严重后果。新的不良反应是指药品说明书或相关文献资料上未收载的不良反应。

4. 药物不良反应的报告时限　新的严重的药品不良反应应当在 15 日内报告，其中死亡病例须立即报告；其他药品不良反应应当在 30 日内报告。有随访信息的，应当及时报告。

5. 药物不良反应报告表　监测和报告药品不良反应是所有医疗机构重要的常规性研究工作。各医疗机构报告的 ADR 必须采用国家制定的统一格式的报表（表 6-2），该表主要包括以下内容：患者基本情况（包括患者的姓名、性别、年龄、出生日期、民族、体重、联系方式等）；药品信息（怀疑引起不良反应的药品及并用药品）；ADR 的过程描述（包括症状、体征、临床检验等）及处理情况；关联性评价（即因果评价）。监测和报告 ADR 需要填写 ADR 报告表进行上报。填写 ADR 报告表需要注意如下事项：

表 6-2　药品不良反应/事件报告表

首次报告□　　　跟踪报告□　　　　　　　编码：_____

报告类型：新的□　　严重□　　　一般□

报告单位类别：医疗机构□　　经营企业□　　生产企业□　　个人□　　其他□_____

患者姓名：	性别：男□ 女□	出生日期：年 月 日 或年龄：	民族：	体重(kg)：	联系方式：
原患疾病：	医院名称： 病历号/门诊号：	既往药品不良反应/事件：有□_____ 无□ 不详□ 家族药品不良反应/事件：有□_____ 无□ 不详□			
相关重要信息：吸烟史□ 饮酒史□ 妊娠期□ 肝病史□ 肾病史□ 过敏史□_____ 其他□_____					

药品	批准文号	商品名称	通用名称（含剂型）	生产厂家	生产批号	用法用量（次剂量、途径、日次数）	用药起止时间	用药原因
怀疑药品								
并用药品								

不良反应/事件名称：	不良反应/事件发生时间：　年　月　日
不良反应/事件过程描述（包括症状、体征、临床检验等）及处理情况（可附页）：	

不良反应/事件的结果：痊愈□ 好转□ 未好转□ 不详□ 有后遗症□ 表现：＿＿＿＿＿ 死亡□ 直接死因：＿＿＿＿＿ 死亡时间： 年 月 日			
停药或减量后，反应/事件是否消失或减轻？ 是□ 否□ 不明□ 未停药或未减量□ 再次使用可疑药品后是否再次出现同样反应/事件？是□ 否□ 不明□ 未再使用□			
对原患疾病的影响：不明显□ 病程延长□ 病情加重□ 导致后遗症□ 导致死亡□			
关联性评价	报告人评价 肯定□ 很可能□ 可能□ 可能无关□ 待评价□ 无法评价□ 签名：		
	报告单位评价：肯定□ 很可能□ 可能□ 可能无关□ 待评价□ 无法评价□ 签名：		
报告人信息	联系电话：	职业：医师□ 药师□ 护士□ 其他□＿＿＿＿	
	电子邮箱：	签名：	
报告单位信息	单位名称： 联系人：	电话：	报告日期： 年 月 日
生产企业请填写信息来源	医疗机构□ 经营企业□ 个人□ 文献报道□ 上市后研究□ 其他□＿＿＿＿		
备 注			

（1）药品不良反应/事件报告表的基本要求 该表是药品安全性监测工作的重要档案资料，需要永久保存，务必要用钢笔填写。填写的内容和字迹要清楚、整洁；不得用不规范的符号、代号、不通用的缩写和草体签名。选择项填入"√"，叙述项应准确、简明。

（2）新的、严重、一般不良反应的界定 新的药品不良反应是指药品说明书中未载明的不良反应；一般的药品不良反应是指药品说明书中载明的不良反应；严重的药品不良反应是指因服用药品引起以下损害情形之一的反应：①引起死亡；②致癌、致畸、致出生缺陷；③对生命有危险并能够导致人体永久的或显著的伤残；④对器官功能产生永久损伤；⑤导致住院治疗或住院时间延长。

（3）单位名称、部门、电话和报告日期的书写要求 填写发现并报告不良反应的单位名称，要求填写单位全称，如不可填"人民医院"，应填写"××市第一人民医院"等。部门应填写标准全称或通用简称，如"普通外科二病房"或"普外二"。电话号码应填写报告部门电话，注意填写区号，如"0377－××××××××"。填写报告日期应规范，如2011年7月15日。

（4）患者的基本信息 姓名填写不能为"小李、小王"，应填写患者全名；性别在相应方框填入"√"。在填写选择项时应规范使用"√"，不应使用"×"等其他标志，避免理解偏差。出生日期中的年份应填写4位，如1987年5月13日；民族应正确填写，如回族；体重应以千克为单位；联系方式需填写详细地址及邮政编码，有利于不良反应情况查访，有电话的要注明区号。

（5）家族药品不良反应/事件和既往药品不良反应/事件情况 根据情况选择正确选项。

（6）不良反应/事件名称 应填写不良反应/事件中最主要的表现。例如："不良反应表现：患者从××年×月×日开始使用××，1.0g，1次/日，静滴，×日患者胸腹部出现斑丘疹，有瘙痒感。继续使用后丘疹面积增大。"不良反应名称可填写瘙痒、斑丘疹。对于临床医师来说，不良反应/事件名称相当于病历中的主诉，为患者感受最主要的疾苦或最明显的症状和体征。

（7）病历号（门诊号）的填写　应认真填写病历号（门诊号）以便于对病历详细资料的查找，如"×××××"。

（8）不良反应/事件过程描述（包括症状、体征、临床检验等）及处理情况　应包括如下内容：①应准确描述不良反应/事件发生的确切时间。②不良反应的表现：要求摘要描述，与可疑不良反应有关的临床检查结果要尽可能明确填写。在填写不良反应的表现时要尽可能明确、具体，如为过敏型皮疹，要填写皮疹的类型、性质、部位、面积大小等；如为心率失常，要填写何种心率失常；如为上消化道出血，有呕血者需估计呕血量的多少等。与可疑不良反应有关的临床检验结果要尽可能明确填写，如怀疑某药引起血小板减少症，应填写患者用药前的血小板计数情况及用药后的变化情况。如怀疑某药引起药物性肝损害，应填写用药前后的肝功能变化，同时要填写肝炎病毒学检验结果，所有检查要注明检查日期。③不良反应处理情况：填写本次临床上发现的可疑不良反应的处理情况，主要是针对不良反应而采取的医疗措施，包括为分析因果关系而采取的措施和相应结果，如补做皮肤实验的情况。

（9）怀疑引起不良反应的药品　这一栏主要填写填表人认为可能引起不良反应的药品，如认为两种药品均可能，可将两种药品的情况同时填上。药品名称要填写完整，不可以用简称。可以使用商品名、通用名或别名，但不可填不通用的简称，如"氨苄"，"先V"等。

（10）并用药品　主要填写可能与不良反应有关的药品，明显与不良反应无关的，不必填写。其他项目与怀疑药品相同。

（11）通用名称（含剂型，监测期内品种用＊注明）　准确填写剂型，如片剂、注射剂等，注射剂应详细填写粉针剂还是注射液。

（12）生产厂家　生产厂家要求填写全名（包括所在省、市），不可填简称。

（13）批号　即生产批号，如120304。

（14）用法用量　给药途径应填"口服"、"肌注"等，不可填"im"、"iv"等。如系静脉给药，需注明是静脉滴注还是静脉推注等。对于规定要缓慢静脉注射的药品应在报告表"其他"栏内注明是否缓慢注射。

（15）用药起止时间　用药起止时间，是指药品同一剂量的起止时间，用药过程中改变剂量应另行填写或在其他栏中注明。起止时间均需填写"×月×日"。如某种药品只用一次或只用一天，可具体填写。

（16）用药原因　应尽可能具体填写，如原患高血压性心脏病的患者，合并肺部感染而注射氨苄青霉素引起不良反应，此栏应填肺部感染。

（17）不良反应/事件的结果　不良反应/事件的结果，是指本次药品不良反应经采取相应的医疗措施后的结果，不是指原患疾病的后果。例如，患者的不良反应已经痊愈，后来又死于原患疾病或与不良反应无关的并发症，此栏仍应填"治愈"。如留有后遗症，是指由不良反应所引起的后遗症，应注明为何种后遗症。如死亡，应指出死亡的直接原因。

（18）原患疾病　即病历中的诊断，注意不要使用简写，如急淋白血病，不能写 ALL。

（19）对原患疾病影响　是指发生的不良反应对原患疾病有没有影响，如有影响，有哪些影响，是使病情加重还是病程延长，甚至导致死亡，应根据实际情况选择。

（20）不良反应/事件分析　药品与不良反应/事件之间的因果关系评价是很复杂的，国际上也有很多分析方法，我国使用的分析方法主要有以下五条原则：

① 用药的时间与不良反应发生的时间有无合理的先后关系。

② 所怀疑的不良反应是否符合该药品已知不良反应的类型。

③ 所怀疑的不良反应是否可用合并用药的作用、患者的临床表现或其他疗法的作用解释。

④ 减量或者停药后，不良反应是否减轻或消失。

⑤ 再次使用可疑药品是否再次出现同样的不良反应。

这一栏由填表人根据实际情况来选择正确选项。

（21）关联性评价　根据以上五条原则，将因果关系分为肯定、很可能、可能、可能无关、待评价、无法评价。

（22）最后一栏　报告人职业（医疗机构）直接打"√"；对药品生产经营企业而言，填写企业报告人的职务职称；最后报告人应签名。

（23）编码　各报告人不得填写，由 ADR 中心负责填写。

（24）报告人为个人时　应由受理报告的机构（ADR 中心、食品药品监督管理局）当场指导其正确填写。

（25）其他栏目　应填写报告者认为有必要说明的情况。

（26）填表说明　怀疑药品：是指患者使用的怀疑与不良反应发生有关的药品。并用药品：指发生此药品不良反应时患者除怀疑药品外的其他用药情况，包括患者自行购买的药品或中药饮片等。用法用量：包括每次用药剂量、给药途径、每日给药次数，例如，5mg，口服，每日 2 次。

6. 药物不良反应的处理原则　一旦发现药物不良反应发生，首先停用一切药物。这样既可以终止药物对机体的继续损害，又有助于诊断和采取治疗措施。某些药物不良反应停药后可自行消失，这些不良反应无需治疗。某些不良反应较严重（如过敏性休克，药物性肝、肾功能损害等）则采用对症治疗，以减轻不良反应造成的损害。如果遇到药物中毒等情况，可酌情采用拮抗剂或者透析治疗。

7. 药物不良反应的保密制度　因为药物不良反应是在正常用法和用量的情况下发生的，不属于医疗事故，所以不允许将不良反应的病历报告用于药物安全性监测以外的目的（商业秘密、个人隐私和医疗诉讼的依据），而对患者和报告者信息应当予以保密。

（五）药物不良反应关联性评价分级标准

申报药品不良反应报告时要对不良反应发生的因果关系进行细致的分析研究，以确定其发生是由所用药物引起，还是由疾病变化或是药物使用不当等其他因素引起。药物不良反应因果关系评价及其评价信号的可靠程度是 ADR 监测工作的重要内容。根据我国使用不良反应/事件分析的分析方法的五条原则，我国 ADR 监测中心将药物不良反应关联性评价分为肯定、很可能、可能、可能无关、待评价、无法评价（表 6－3）。

1. 肯定　用药以来的时间顺序合理；该反应与已知的药物不良反应相符合（有类似文献报道）；可排除原患疾病等其他混杂因素的影响；停药后反应停止；重新用药，反应再现（又称为激发试验）。

2. 很可能　无重复用药史，其余同"肯定"，或虽然有合并用药，但基本可以排除合并用药导致不良反应的可能性。

3. 可能　用药以来的时间顺序合理；与已知药物不良反应符合；但引发不良反应的药品不止一种，原患疾病或其他治疗也可造成这样的结果。

4. 可能无关　用药时间顺序合理；不良反应与已知的药物不良反应不符；原患疾病或其他治疗也可造成这样的结果。

5. 待评价　报表内容不全，等补充完整再评价，或者因果关系难判定，缺少文献报道。

6. 无法评价　报表缺项多，因果关系难判定，资料无法补充。

在上述各个因素逐一确定后，综合各因素最后确定因果关系，完成评定。

表 6－3　我国药物不良反应关联性评价分析标准

判定标准	问题1	问题2	问题3	问题4	问题5
肯定	+	+	－	+	－
很可能	+	+	－	+	－
可能	+	+	±？	？	±？
可能无关	－	－	±？	？	±？
待评价：需要补充材料才能评价					
无法评价：评价的必须资料无法获得					

说明："+"表示肯定，"－"表示否定，"±"表示难以肯定或否定，"？"表示情况不明。

三、药物利用研究

（一）药物利用研究的定义

药物利用研究是对全社会的药物市场供给处方及其使用情况的研究，研究的重点是药物利用所引起的医药的、社会的和经济的后果以及各种药物和非药物因素对药物利用的影响。

（二）药物利用研究的作用

药物利用研究可产生如下的作用：

1. 作为计算药物不良反应发生率的额定数据。

2. 提示药物应用的模式，通过对给药方式、给药剂量、使用频率、使用成本、治疗进展的研究，确定药物治疗的安全性、有效性和经济性。

3. 提示药物消费分布与疾病谱的关系，预测药品的需求量和需求结构，为制定药品的生产、引进、销售计划提供依据。

4. 监测某些药物的滥用情况。

5. 提示药物消费的基本状况，了解药物临床应用的实际消费，促进形成适合我国国情的药物消费结构。

（三）药物利用研究的方法和步骤

药物利用研究通常采用对医疗机构处方的药品消耗数据进行分析。通过分析，可以获取多种临床用药信息，发现不合理的用药现象，加强对处方的管理和监督，指导临床合理用药，为提高药物治疗水平和医疗水平服务。

1. 药物利用研究的方法　常用的药物利用研究的方法包括以下几种：

（1）金额排序分析　该分析是在选定区域和时间内对各种或各类药品的购药金额（消耗金额）进行统计处理，做购药金额（消耗金额）增减率统计及排序分析。资料可以为药品消耗金额、医疗单位购药金额、医药商业部门销售金额等。要做金额排序分析首先选定某区域一段时间内一定样本数的药品，其次按药品金额或数量大小顺序排列，接着以上述数据为基础做统计处理，最后分析用药特点和用药趋势，供药厂、营销部门、医疗单位参考。

（2）用药频度分析　20世纪90年代我国开始使用的研究分析法，通过限定日剂量（DDD）值及药品某段时间的消耗量，计算DDD数（即DDDs），分析评价药物在临床的地位，估算药物不良反应发生率，判断药品实际消耗量及其变化趋势，补充购药金额分析中由于药品价格差异而造成的不足。

（3）处方分析　该分析分为与疾病有关的用药分析和药物利用指数法分析，前者是指统计某类或某个疾病的处方数，从药品的种类、数量、用法，以及患者的年龄、性别等指标分析，了解疾病的药物治疗现状和趋势以及药品在临床治疗中的分布情况。目前我国已对结核病、心血管疾病、消化道疾病、妇科病、肿瘤等方面进行了用药分析。后者是指选择一定时间内的处方或一定数量的病历进行分析，计算药物利用指数（DUI），测量医师使用某药的日处方量，评价医师用药合理性，或统计某类疾病的处方数和用药情况，进行疾病相关用药分析。

（4）趋势预测分析　该分析是对现有资料进行延伸分析、计算和推测，假设过去和现在的规律能够延续到未来，从而对未来需求做出正确估计。趋势预测是对药物规范化管理的良好手段，我国常在金额分析的数据基础上进行趋势预测。

（5）药名词频分析　通过统计分析国内医药期刊中药名出现的频率，定性分析药名词频与药物应用之间的关系，并为定量分析提供药名频次资料。

2. 药物利用研究的步骤　药物利用评价是一项长期连续的工作，它涉及数据的收集、整理、分析和解释以及对不良使用的纠正，所以应当制定一个利用评价计划，并把它纳入药房的正常工作和日程中。其基本步骤如下：

（1）确定研究目的，选择分析方法 根据处方研究的目的选择调查研究的范围和医疗单位，确立调查研究的时间段和内容，获取所需要的处方资料，要求处方的样本要足够大，这样才具有统计学意义。进行处方分析时，需要确定评价指标，根据处方分析目的的不同，选择不同的分析指标。常用的分析指标包括药品用量、使用金额、抗生素的使用情况、注射剂的使用情况、国家基本药物的使用情况、每张处方用药品种数、药物通用名的使用情况、不合理用药等。

（2）搜集数据、整理数据 数据是处方分析的基础，搜集整理相关的数据，数据应体现完整、真实、准确。将需要分析研究处方的数据（如药物的品种、数量、金额）输入电脑，通过事先设定的程序对数据进行处理。

（3）分析结果 在对数据整理分析之后，就可进行评价。评价的重点是要揭示某一时期、某种医疗条件下药物使用的模式。为此，通常根据数据的特点和分析要点将数据按处方医师分类，按疾病分类，按医疗保健方式（如自费、公费、劳保等）分类，或者按患者特点（能够为解释结果提供线索的情况）分类等。在分类的基础上进行分析评价可以得到一些有益的结果，例如，医师的用药习惯和医院的用药习惯，对某种特定疾病用药方案的特点等，把这些结果与预先制定的标准进行比较，便可得出评价结论。

（4）改进用药 对评价中发现的问题应立即进行纠正。①对于习惯性问题应通过教育方法，必要时采取惩罚手段来达到改进用药的目的，同时要采取有效措施防止积习重返。②改进措施应尽可能简单，重视从根本上解决问题。③改进措施应由具有一定权威的机构或人员来组织实施。④对疗效差、毒性大、临床使用率低的药品应予以淘汰。

药物利用评价大致包括以上几部分，由于评价是一个连续的长期过程，所以还应当根据卫生事业的发展，修改评价标准，使药物利用评价达到更高水平。

四、合理用药指导

（一）合理用药的定义

随着医药事业的发展，用于防治疾病的药物也在迅速增加，然而临床药物治疗水平并未伴随着药品的增加而提高，浪费药品、延误治疗、药源性疾病等不合理的用药现象在我国极为普遍，一方面这对广大人民的健康和生命安全造成危害，另一方面也浪费了有限的医疗卫生资源，因此，开展合理用药的指导十分重要。

合理用药是指以当代系统的医学和药学知识指导用药，使药物治疗达到安全、有效、经济、适当的基本要求。其中安全性是合理用药的基本前提，安全用药强调让患者承担最小的治疗风险获得最大的治疗效果；有效是通过药物作用达到预期的目的；经济是使用药物可减轻患者和社会的经济负担；适当是指将适当的药品，在适当的时间，以适当的剂量、适当的途径，达到适当的治疗目标。

合理用药涵盖了药物治疗的全过程，涉及医师、药师、护士、患者（家属）和社会有关人员各方面。合理用药，需要医师对疾病的正确诊断；药师积极配合医师选择合适的药物，制订个体化的治疗方案，对用药的全程进行监督指导；护士正确无误的执行医嘱；患者(家属)有良好的依从性，积极主动地配合治疗；社会相关人员在药品销售过程中能按照药品的作用如实地宣传，做到不夸大宣传。

（二）合理用药的内容

1. **明确诊断，对症给药** 用药之前，必须明确诊断，针对病因和症状选择最有效的药物，这是合理用药的前提。

2. **选择药物的原则** 应选择有具体适应证、最有效、不良反应最小、最经济的药品。

3. **注意剂量的个体化** 药物的用量要考虑个体差异情况，可根据血药浓度、临床的症状和体征及时调节药物的剂量。某些药物(如地高辛)的治疗剂量和中毒剂量重合，有可能在起到治疗作用的同时，也发生了中毒，在这样的情况下需要对其进行血药浓度监测，根据临床的症状和体征调节合适的给药剂量，达到最佳的治疗效果。

4. **注意给药途径、时间和时间间隔** 应根据用药目的、轻重缓急和药物本身的性质选择合适的给药途径。①口服：是最常用，也是最安全、最方便、最经济的给药方法。但不适合昏迷、呕吐和抽搐的患者。②舌下给药：仅有少数穿透口腔黏膜的药物，虽然吸收表面积不大，但吸收迅速。例如，硝酸甘油在舌下能很快吸收，可迅速产生治疗效果。③静脉注射：把药物的水溶液直接注入静脉血流中，可准确而迅速地获得希望的血药浓度，因而作用产生迅速可靠，这是其他给药方法所不能达到的。缺点是由于高浓度的药物迅速到达血浆和组织，增加了发生不良反应的可能性。④局部用药：将药物用于结膜、鼻咽、口腔、直肠、尿道和膀胱等处的黏膜，发挥药物的局部作用。优点是全身不良反应小。临床上选择合适的给药途径，能口服达到治疗目的的，原则上不使用静脉给药。所有给药途径一旦发生不良反应，应该立即停药，再根据实际情况做出相应的处理。

给药时间对药效有很大影响，与用药时间有关的因素有季节、饮食、睡眠等。催眠药、抗变态反应药、缓泻药、抗肿瘤药宜睡前服用；驱虫药宜清晨空腹服用；利尿药、泻药宜早餐前服用；收敛止泻药、健胃药、抗酸药及胃黏膜保护药、利胆药、肠溶片应饭前30分钟服；助消化药宜进餐时服；对胃肠道有刺激的药物，如一些抗生素、解热镇痛药等；需要缓慢吸收的营养性药物宜饭后15~30分钟服用；铁剂宜两餐之间服用。

给药的时间间隔是根据药物在人体内的消除半衰期来确定的，一般一个给药间隔等于一个半衰期，如果一个患者肝肾功能下降，则实际的半衰期要比正常人的半衰期延长，给药的时间间隔也应延长，以防止药物蓄积中毒、药物成瘾或一些药源性疾病发生，一旦出现上述情况应立即停药。

5. **注意药物的相互作用** 联合用药时，注意药物相互作用，主要表现在以下两个方面：

（1）**对药物动力学的影响** 包括血浆蛋白结合的竞争、对吸收过程的影响、对肾脏排泄的影响、对生物转化的影响。

（2）对药效的影响 包括药物的协同作用、拮抗作用等。

6. 特殊人群的合理用药 包括老人、小儿、孕妇和哺乳期的妇女。

（1）老人的合理用药 老人由于身体的生理功能发生变化，尤其是肝、肾功能改变，这需要对药物的用量给予相应的调整、对用药进行监测或者延长用药时间间隔。资料显示，一般60岁以上患者可用成人剂量的1/2或3/4。对于易使老年人发生不良反应的药物（如催眠药、抗高血压药、地高辛等）需要进行血药浓度监测或者延长用药间隔时间。

（2）小儿的合理用药 小儿对药物的反应与成人也有差异。量的差异表现在：由于肝肾功能发育不完善，所以对药物代谢和排泄的速率也会减慢，从而使药物在体内发生作用的时间延长，产生不良反应的几率增加。质的差异表现在：小儿对某些药物较敏感，如吗啡、氯霉素等，这需要在用药当中考虑减轻其存在的药量相对过大引起的不良反应。儿科用药应选择疗效确切、不良反应较小的药物，对中枢神经系统、肝、肾功能有损害的药物少用或不用，以口服作为首选给药途径。

（3）孕妇和哺乳期妇女的合理用药 孕妇在用药期间应该注意药物对胎儿的影响。某些药物可以通过胎盘屏障进入到胎儿体内，若用药不当可影响胎儿的生长发育，甚至形成畸胎、死胎。一些药物可通过乳汁排泄，乳期的妇女用药也会影响到乳儿。

第三节 药学保健

一、药学保健的概念

药学保健（Pharmaceutical Care，简称PC）也称药学监护或药疗保健，1987年美国Hepler和Strand提出的，由于它含意的可塑性和实用性，很快得到世界许多国家学者一致认可，其作法也得到国际药学大会的推荐，并在许多发达的西方国家医院中开展起来。为了改善患者生活质量而提供直接的、负责的、与药物有关的监护就是药学保健。

药学保健是临床药师开展合理用药活动的产物，也是临床药学的一个飞跃。目前，我国不合理用药给患者带来痛苦（不良反应等）并增加其经济负担，这种现实不在于药物本身，而在于开处方、配药、给药过程中的不当。为了解决这一问题，目前开展的血药浓度测定等临床药学活动起到重要作用，但不能真正解决不合理用药的本质问题。要想真正解决不合理用药的问题就是开展药学保健。随着医院药学的发展，特别是临床药学的兴起，这种状况正在发生根本的转变，使药师跳出调剂、供药的圈子，走向临床，面向患者，直接为患者服务。临床药学的三个主要内容是：药师参与临床、治疗药物监测和药物信息咨询。作为临床药师其中心任务是保证患者用药安全、有效、合理、经济。药师参与临床将使药师直接与患者建立联系，直接参与药物治疗方案的制定，这是药师职能的根本性转变，意味着药师要承担起对患者治疗过程用药的监护责任。药师的药学监护与医师的治疗监护、护士的护理监护共同组成了全方位的"患者监护"过程，是医院实施医疗防治工作的重要一环，也是 21 世纪药剂工作模式改革的一个重要方面，现代医院药学将从药品供应管理向药学监护转化。

二、药学保健的发展

药学保健来自医疗监护，以美国为例，自二次世界大战以来发展经历了三个阶段：第一阶段为扩张阶段，该阶段表现在医学知识、医院建设、联邦保险项目及国立卫生研究院（NIH）科研基金等迅速膨胀，20 年间卫生保健费用占国民生产总值从 4% 增加到 11%。第二个阶段为花费遏制阶段，此阶段表现是尽力控制医药卫生费用的使用支出。第三个阶段为评估和责任义务阶段，在此阶段开始注重了成本效益，人们开始思考这样的问题，"花费了这些钱，我们能得到什么？"大家对医师看病最渴望的结果是他们如何在可接受的花费下，完成一个有效的、适宜的治疗。

三、药学保健的实施

在卫生保健体系中，药师的作用已发生了很大变化。药师的作用已被提升到提高药品使用水平和减少药品不正确使用的程度。药师将逐渐地承担专业责任，保证患者通过药品和药师的工作得到理想的治疗结果。

并非所有药师都能得到支持而有时间和有能力提供全面的药学监护。每个药师对药学监护均有不同认识和理解。本部分内容旨在向药师提供实施药学监护所必需的要素。

现以哮喘患者为例，将药学监护的实施过程归纳为五个步骤，具体如下：

1. **收集相关资料**　收集准确的用药史，包括处方药和非处方药以及用药原因，并从主管医师处获取实验室相关检查结果、住院病例等方面的资料。需要注意的是在资料收集前需得到患者或者家属的知情同意。具备了上述的资料，就为开展下面的工作做好了准备。

2. **发现问题**　哮喘患者的主要问题为哮喘，若有其他不适也可提出。主观调查是患者自己某种疾病症状的陈述，如对哮喘问题的陈述（如"我的气不够用"，"我觉得自己太胖了"等）。客观调查是药师观察或检查得到的资料（如患者出现疲劳、血压较高、脚踝凹陷水肿、患者的最大呼气量）。

3. **评估问题**　药师对所收集的资料和发现的问题进行分析总结，建立针对该患者的药学监护计划。如首先调查哮喘加重的病因，是因为药物（如阿司匹林、NSAIDs 或 β-受体阻滞剂）引起或加重了患者哮喘还是因为心脏射血引起或者是由于过敏引起。必须准确地、全面地采集病史，才能对疾病做出正确的诊断。接着，药师要对哮喘的严重程度进行评估。通过检查日常症状和最大呼气量（MEF 50% 与 MEF 75%），确定患者是否需住院治疗、使用皮质激素或机械通气。

4. **建立药学监护计划**　建立解决每个问题的目标及相应的干预措施。通常患者有多个确定的问题，因此药学监护应全面、有助于患者总体健康，治疗结果可以预测。创建药学监护计划的步骤大体上为：汇总问题列表；将药物治疗问题按轻重缓急排列；列出解决每个问题的措施；针对每个问题和干预措施的理想治疗结果；确定监测参数，并对当前的药物治疗进行评价。

5. 评价取得的结果　评价药学监护计划的治疗结果应是有意义的、可测量的、易操作的。如哮喘患者的干预结果应包括急性发作病情加重、严重程度和发作次数降低、就诊次数减少、不良反应消失、最大呼气量从未低于本人过去最大值的 80%、急诊就诊次数减少、哮喘限制的运动量维持稳定以及生活质量提高等。

 课堂互动

请以高血压患者为例，叙述药学保健实施的过程。

本 章 小 结

本章从临床药学的产生、发展和药学保健的概念入手，介绍了临床药师的设置与职责、临床药学的主要内容和药学保健的发展、实施。本章内容联系性、实践性强，需要将医院药学发展的三个阶段结合起来，以便理解临床药学和药学保健的关系，更好地掌握临床药学的主要内容。

初级药师考试点

药物不良反应监测的主要内容及报告范围。

同 步 训 练

一、单项选择题

1. 医院的药物治疗模式是(　　)

　　A. 医师和护士共同参与患者的药物治疗

　　B. 医师和临床药师共同参与患者的药物治疗

　　C. 临床药师和护士共同参与患者的药物治疗

　　D. 临床药师、医师和护士共同参与患者的药物治疗

　　E. 临床药师、医师和医院管理者共同参与患者的药物治疗

2. 下列关于药品的不良反应，正确的是(　　)

　　A. 合格的药品在正常用法和用量的情况下出现的有害反应

　　B. 不合格的药品在正常用法和用量的情况下出现的有害反应

　　C. 合格的药品在不正常用法和用量的情况下出现的有害反应

　　D. 合格的药品在正常用法和非正常用量的情况下出现的有害反应

　　E. 不合格的药品在正常用法和非正常用量的情况下出现的有害反应

3. TDM 最常用的检测方法是(　　)

A. 气相色谱法　　　　　B. 紫外分光光度法　　　　C. 酶免疫法

D. 放射免疫分析法　　　E. 高效液相色谱法

4. 属于 B 型不良反应的是(　　　)

A. 副作用　　　　　　　B. 毒性反应　　　　　　　C. 继发反应

D. 特异质反应　　　　　E. 首剂现象

5. 新药监测期内的药品不良反应报告该药发生的(　　　)

A. 新的不良反应　　　　B. 严重的不良反应　　　　C. 所有出现过的不良反应

D. 所有确定的不良反应　E. 所有可疑的不良反应

6. 严重和新的药品不良反应上报时间为(　　　)

A. 5 日内　　　　　　　B. 7 日内　　　　　　　　C. 10 日内

D. 15 日内　　　　　　 E. 90 日内

二、多项选择题

1. 合理用药的基本要素是(　　　)

A. 有效性　　　　　　　B. 安全性　　　　　　　　C. 适当性

D. 经济性　　　　　　　E. 两重性

2. 属于 A 型不良反应的是(　　　)

A. 继发反应　　　　　　B. 首剂现象　　　　　　　C. 变态反应

D. 依赖性　　　　　　　E. 后遗效应

3. 用药中常需要进行血药浓度监测的是(　　　)

A. 地高辛　　　　　　　B. 氯霉素　　　　　　　　C. 奎尼丁

D. 苯妥英钠　　　　　　E. 氨茶碱

4. TDM 中参与的人包括(　　　)

A. 医师　　　　　　　　B. 护士　　　　　　　　　C. 临床药师

D. 检验师　　　　　　　E. 急救人员

三、简答题

1. 临床药学的主要研究内容是什么?

2. 简述药物利用评价的步骤。

3. 简述合理用药的内容。

第七章　药学服务与咨询

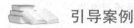 引导案例

李红患感冒引起鼻塞、流涕，咳嗽，头疼，测体温 37.5℃。根据朋友的建议，她用了如下药品：阿莫西林胶囊，每次 2 粒，每日 3 次，口服；酚麻美敏片，每次 1 片，每日 3 次，口服；对乙酰氨基片，每次 1 片，每日 3 次，口服。

问题

（1）李红用的药是否合理？为什么？

（2）请为该患者实施相关的药学服务。

第一节　药学服务概述

一、药学服务的产生与发展

药学服务（pharmaceutical care）是指药师应用药学专业知识向公众（包括医护人员、患者及家属）提供直接的、负责任的、与药物应用有关的服务，以提高药物治疗的安全性、有效性和经济性，改善和提高人类生活质量。药学服务反映了现代医药学服务模式和健康的新观念，体现了"以人为本"的宗旨，是时代赋予药师的使命，同时也是社会发展和药学技术进步的结果。

（一）药学服务的产生

药学服务是在临床药学工作的基础上发展起来的，与传统的药物治疗有很大的区别。药学服务一词最早于 1985 年由英国的 Weedle 提出，1988 年 Hepler 对药学服务提出初步的概念，1990 年美国学者 Hepler 和 Strand 进一步明确给出了药学服务的概念。

药学服务最基本的要素是"与药物有关"的"服务"。所谓服务，即不以实物形式，而是以提供信息和知识的形式满足他人的某种特殊需要。药学服务中的"服务"（care）不同于一般的仅限于行为上的功能（service），它包含的是一个群体（药师）对另一个群体（患者、医护人员、患者家属）的关怀和责任。由于这种服务与药物有关，那么这种服务应涉及全社会所有使用药物的患者，包括住院患者、社区患者和家庭患者。因此，药

学服务具有很强的社会属性。药学服务的社会属性还表现在不仅服务于治疗性用药,而且还要服务于预防性用药、保健性用药。

知识链接

药学服务与临床药学的区别

	临床药学	药学服务
执行者	临床药师	药师
工作目标	药物使用的合理性	改进病人生活质量
工作范围	住院病房	各类医疗机构
委托人	医生	病人
专业活动面	窄	广泛
服务对象	部分病人	公众

(二) 药学服务的发展

经过 20 多年的药学服务实践,药师的职业观念正在由以"药品为中心"向"以病人为中心"转变。以"病人为中心"的药学服务已成为全球药师共同的目标和责任,国内外相继创办了药学服务的机构和组织,并开展了广泛的药学服务。

1. 国外发展状况 在美国,从事药学服务的专业人员,包括药师、药学研究人员、药学专业技术人员等,主要为公众提供权威的专业信息,为医疗机构药师提供继续教育的机会,出版期刊以及举办学术交流会议等,目的是通过倡导药学服务而促进公众健康水平。

2. 国内发展状况 我国药学界在 20 世纪 90 年代初就接受了药学服务的概念,并在一定的范围内得到了发展。2003 年,中国执业药师协会在北京成立,并出版《中国执业药师杂志》。此后,各省、市药学会相关专业委员会相继成立,并积极开展药师培训和学术交流等工作。同时,相关政策法规的颁布,医疗卫生体制的变革,社会医疗保险体制的不断完善,药品分类管理的实施,非处方药的合理应用以及药学监护工作等,都体现了药师提供药学服务的必要性和重要性,突出了药师在医疗卫生行业的基石作用。药师正逐步由以制剂生产和处方调配为主要工作,转向为病人提供包括临床应用在内的全程化服务。

广大药师向患者提供符合伦理和执业标准的药学服务,是适应时代、社会和经济发展的必然。这也就要求药师把自己的全部活动建立在以患者为中心的基础上,主动服务,注重关心和关怀,保障患者用药的安全、有效、经济,实现最大程度地改善和提高患者身心健康的目标。

二、药学服务的内容

(一) 药学服务的主要实施内容

药学服务是一种实践,不能仅仅停留在理论上,同时必须在患者治疗过程中实施并获得效果。不管是在医院药房还是社区药房，无论是预防性的、治疗性的还是恢复性的，无论是住院患者还是门诊患者、急诊患者，药学服务都要直接面向需要服务的患者，渗透于医疗保健行为的方方面面和日常工作中。药学服务主要实施内容有：

1. 将医疗、药学、护理有机地结合在一起，让医师、药师、护士共同承担医疗责任。

2. 协助医护人员制定和实施药物治疗方案。

3. 积极参与疾病的预防、治疗和保健。

4. 指导、帮助患者合理使用药物。

5. 定期对药物的使用和管理进行科学评估。

6. 既为患者个人服务，又为整个社会公众健康教育服务。

（二）药学服务的具体工作

药学服务的主要实施内容包含与患者用药相关的全部需求，因此药学服务的具体工作，除传统的处方调剂外，还包括参与并实施药物治疗、治疗药物监测、进行药物利用研究与评价、开展药学信息服务、不良反应监测与报告以及健康教育等。具体工作有：

1. **处方调剂**　药学服务的核心是要求药师直接面向患者，对患者药物治疗负责。调剂岗位——药师直接面对患者的最直接工作，提供正确的处方审核、调配、复核和发药并提供用药指导，是保证药物治疗的最基础的保证，也是药师所有药学服务中最重要的工作，是联系、沟通医、药、患的最重要的纽带。药师的调剂工作将由"具体操作经验服务型"向"药学知识技术服务型"方向转变。

2. **参与临床药物治疗**　药学服务要求药师在药物治疗全过程中为患者争取最好的结果，为患者实施全程化的药学服务。这也就要求药师积极参与药物治疗过程，运用其药物知识和专业特长，最新药物信息和药物检测手段，结合临床实际，参与患者用药，参与制定合理用药方案。药物治疗的对象是患者，在目前的药物临床治疗实践中，仍较偏重于依赖临床用药的经验，重诊断轻治疗的偏向仍较严重，不合理用药的事件屡有发生，药物资源的浪费较为严重。药师应与临床医师和护士一起，把医疗、药学、护理有机的结合在一起，以疾病为纲，运用药物治疗学的知识，结合疾病的病因和临床发展过程，研究药物治疗实践中药物合理应用的策略和技巧，制定和实施合理的个体化药物治疗方案，选好药和用好药，以获得最佳的治疗效果和承受最低的治疗风险，共同承担起医疗责任。

3. **治疗药物监测**　在药物动力学原理指导下，应用现代先进的分析技术进行治疗药物监测（TDM），在 TDM 指导下，根据患者的具体情况，监测患者用药全过程，分析药物代谢动力学参数，与临床医师一起制定和调整合理的个体化用药方案，是药物治疗发展的必然趋势，也是药师参与临床药物治疗，提供药学服务的重要方式和途经。

4. **进行药物利用研究和评价**　即对全社会的药品市场、供给、处方及其使用进行研究，重点研究药物引起的医药的、社会的和经济的后果以及各种药物和非药物因素对药物利用的影响。其目的就是用药的合理化，包括医疗方面评价药物的治疗效果以及从社会、经济等方面评价其合理性以获得最大的社会、经济效益。药物利用研究是保证药学服务的指南，药物经济学、循证医学等的评估是提供药学服务、保证合理用药的科学信息基础和决策依据，药物临床评价是指导临床用药，提供药学服务的杠杆。药师结合临床、参与临床药物治疗需要进行药物利用研究和评价。

5. 药品不良反应监测和报告　药品不良反应是一个关系到人民生命与健康的全局性问题。药品不良反应的监测和报告是把分散的不良反应病例资料汇集起来，并进行因果关系的分析和评价。其目的是及时发现、正确认识不良反应，并采取相应的防治措施，减少药源性疾病的发生以及保证不良反应信息渠道畅通和准确，保证科学决策，发挥药品不良反应监测工作的"预警"作用。

6. 药学信息服务　提供药学服务、保证药物治疗的合理性必须建立在及时掌握大量和最新药物信息的基础上，提供信息服务是药学服务的关键，药师在提供药学服务时，应经常收集整理国内外药物治疗方面的研究进展和经验总结等药学信息，包括各类药物的不良反应、合理用药、药物相互作用、药物疗效、药物研究和评价信息，以便针对药物治疗工作中的问题，提供药学信息服务。通过开展药物咨询、提供药学信息服务，可以促进医药合作，保证患者用药的安全、有效和经济。

7. 参与健康教育　健康教育是医务人员通过有计划、有目的的教育活动，向人们介绍健康知识、进行健康指导，促使人们自觉地采纳有益于健康的行为和生活方式，消除或减轻影响健康的危险因素，预防疾病、促进健康并提高生命质量。对公众进行健康教育是药学服务工作的一项重要内容。药师开展药学服务，既为患者个人服务，又为整个社会健康教育服务。在为患者的疾病提供药物治疗同时，还要为患者及社区居民的健康提供服务。通过开展健康知识讲座、提供科普教育材料以及提供药学咨询等方式，讲授相应的自我保健知识。重点宣传合理用药的基本常识，目的是普及合理用药的理念和基本知识，提高用药依从性。

（三）从事药学服务应具备的素质

1. 药学专业知识　提供药学服务的人员必须具有药学或中药学专业的教育背景，具备扎实的药学或中药学专业知识、临床医学基础知识以及开展药学服务工作的实践经验和能力，并具备药学服务相关的药事管理与法规知识以及高尚的职业道德。同时，除具有良好的教育背景、广泛的专业知识以外，还应当具备高超的交流沟通能力、药历书写能力和技巧及一定的投诉应对能力和技巧。信息沟通能力是开展药学服务工作的关键，药历制定、修改贯穿于药学服务的全过程，而投诉应对能力是开展药学服务的更高的能力要求。

2. 沟通能力　沟通是人类社会中信息的传递、接受、交流和分享，目的是为了相互了解，达成共识。药师与患者之间的良好沟通是建立和保持药患关系、审核药物相关问题和治疗方案、检测药物疗效以及开展患者健康教育的基础。通过沟通①可以使患者获得有关用药的指导，以利于疾病的治疗，提高用药的有效性、依从性和安全性，减少药疗事故的发生，同时药师从中可获取患者的信息、问题；②可通过药师科学、专业、严谨、耐心的回答，解决患者在药物治疗过程中的问题；③伴随着沟通的深入、交往频率的增加，药师和患者的情感和联系加强，药师的服务更贴近患者，患者对治疗的满意度增加；④可确立药师的价值观，树立药师形象，提高公众对药师的认知度。

课堂互动

获得患者相关信息的沟通技巧：①认真聆听；②注意语言的表达；③注意非语言的运用（如：微笑、点头、目光接触、手势、体位）；④注意掌握时间（谈话时间不宜过长）；⑤关注特殊人群(如：婴幼儿、老年人、少数民族和国外来宾等)。

3. 药历书写能力

（1）药历的作用　书写药历（medication history）是药师进行规范化药学服务的具体体现。药历是客观记录患者用药史和药师为保证患者用药安全、有效、经济所采取的措施，是药师以药物治疗为中心，发现、分析和解决药物相关问题的技术档案，也是开展个体化药物治疗的重要依据。书写药历要客观真实地记录药师实际工作的具体内容、咨询的重点及相关因素。此外还应注意的是，药历的内容应该完整、清晰、易懂，不用判断性的语句。

药历的作用在于保证患者用药安全、有效、经济，便于药师开展药学服务。

（2）药历的主要内容　药历是药师为参与药物治疗和实施药学服务而为患者建立的用药档案，其源于病历，但又有别于病历。药历由药师填写，作为动态、连续、客观、全程掌握用药情况的记录。药历内容包括其监护患者在用药过程中的用药方案、用药经过、用药指导、药学监护计划、药效表现、不良反应、治疗药物监测（therapeutic drug monitoring，TDM）、各种实验室检查数据，对药物治疗的建设性意见和对患者的健康教育忠告。

（3）药历的格式　药师在实际工作中对药历记录的内容和详略程度，因建立药历的目的和用途不同有所差异。2006 年初，中国药学会医院药学专业委员会结合国外药历模式，发布了国内药历的书写原则与推荐格式，具体如下：①基本情况：包括患者的姓名、性别、年龄、出生年月、职业、体重或体重指数、婚姻状况、病案号或病区病床号、医疗保险和费用情况、生活习惯和联系方式。②病历摘要：既往病史、体格检查、临床诊断、非药物治疗情况、既往用药史、药物过敏史、主要实验室检查记录、出院或转院。③用药记录：药品名称、规格、剂量、给药途径、起始时间、停药时间、联合用药、不良反应或药品短缺品种记录。④用药评价：用药问题与指导、药学监护计划、药学干预内容、TDM 数据、对药物治疗的建设性意见、结果评价。

4. 投诉应对能力　在药学服务过程中，经常需接待和处理患者投诉问题。在一定意义上患者投诉属于危机事件，需要及时处理。正确妥善地处理患者的投诉，可以改善药师的服务，增进患者对药师的信任。

（1）投诉的类型　在患者用药投诉中，约55%是对药师的服务态度不满意；30%是反映药品质量或数量问题；包括不良反应和药品价格在内的其他问题约占15%。

① 服务态度和质量：药师调剂服务质量的优劣直接影响着药物治疗的安全性和有效性，影响着患者的心情。目前我国大多数医疗机构、药店中药师的服务态度仍不尽如人意，服务质量和专业水平尚有待提高。

② 药品数量：此类投诉占相当的比例。药师通过加强核对可减少此类投诉。

③ 药品质量：投诉往往由于患者取药后发现与过去用的药外观上有差异，从而怀疑药品的质量存在问题。对确属药品质量有问题的，应立即予以退换。对包装改变或更换品牌等导致患者疑问的，应耐心细致地予以解释，使患者恢复对药物治疗的信心。

④ 退药：患者要求退药的投诉原因比较复杂，既有患者方面的，也有医院和医师方面的。有证据显示，由于医师对药物的作用、不良反应、适应证、禁忌证、规格、剂量、用法等信息不够了解，从而处方不当，造成此类投诉越来越多。因此对投诉应依据相关退药管理办法处理，既要考虑医院和药店的利益，也应对患者的特殊要求给予充分尊重，同时也应规范医师的处方行为，从根源上减少此类投诉的发生。

⑤ 用药后发生严重不良反应：对这类投诉应会同临床医师共同应对，原则上应先处理不良反应，减轻对患者的伤害。

⑥ 价格异议：药品价格是一个较为敏感的问题，医疗单位和药店应严格执行国家药品价格政策。如因招标或国家药品价格调整而涨价，应认真耐心地向患者解释。确因价格或收费有误的，应查明原因并退还多收费用。

（2）患者投诉的处理　要选择合适的地点，合适的人员，在接待时有恰当的行为举止，通过适当的语言和方式，并在有形的证据的前提下，使双方在一个共同的基础上达成谅解。

① 选择合适的地点：在接待患者投诉时，首先要考虑在何处接待患者。一般的原则是如果投诉即时发生（即刚刚接受服务后便发生投诉），则应尽快将患者带离现场，以缓和患者的情绪，转移其注意力，不使事件对其他服务对象造成影响。接待患者的地点宜选择办公室、会议室等场所，以有利于谈话和沟通。

② 选择合适的人员：无论是即时或事后患者的投诉，均不宜由当事人来接待患者。一般性的投诉，可由当事人的主管或同事接待。事件比较复杂或患者反映的问题比较严重，则应由店长、经理或科主任亲自接待。

③ 接待时的举止行为要点：接待患者投诉时，接待者的举止行为至关重要，心理学家总结出这样一条公式：情感表达 = 55%动作表情 + 38%语调 + 7%语言。接待患者投诉时，接待者的举止行为要点第一是尊重、第二是微笑。

④ 适当的方式和语言：很多情况下的患者投诉，是患者对服务方的制度、程序或其他制约条件不够了解，以致对服务不满意。在处理这类投诉时，可采用换位思考的方式，要通过适当的语言使患者站在医院、药店或药师的立场上，理解、体谅我们的服务工作，使双方在一个共同的基础上达成谅解。

⑤ 证据原则（强调有形证据）：对于患者投诉的问题应有确凿的证据，在工作中应

当注意保存有形的证据，如处方、清单、病历、药历或电脑存储的相关信息，以应对患者的投诉。

三、医院药学服务的标准化

药学服务标准是指药学服务部门用以指导和管理服务行为的规范，是医院药学服务标准的简称。我国的药学服务起步较晚，药学服务标准化处在不断完善的过程。药学服务就是要从服务对象期望出发，建立服务对象导向的服务标准。将服务对象的期望或要求转变为服务机构的服务规范和标准。

药学服务对象的期望和要求往往是笼统的、含糊的。因此，在制定药学服务标准时，必须将服务对象的期望或要求具体化、明确化、数量化、可操作化。服务标准具体化、明确化主要体现在定量化语言或时间化语言。如服务对象在等待取药时间上的规定，不得超过5分钟，对病人说明药品的使用方法要复述一遍等。然而，不是所有的服务标准都宜用定量化、时间化的语言表述（如服务相对复杂、人际交流比较多的服务环节）。因此，在拟定服务标准时，可以根据不同的服务环节拟定"硬"标准或"软"标准。药学服务制定的流程包括如图7–1所示的七个环节：

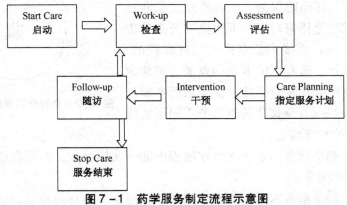

图7–1 药学服务制定流程示意图

美国卫生系统药师协会认为提供药学服务的标准化方法应包括以下职责：

1. **收集和整理特定病人的相关信息** 应该收集信息并建立特定病人的数据库，以预防、发现和解决该病人的用药相关问题，提供适当的药物治疗建议。这个数据库每部分都包括与该药物治疗相适应的特定类型的信息，如人口统计学信息、行政管理信息、医学信息、药物治疗信息、行为及生活类型、社会与经济信息等。

2. **确定药物治疗存在的问题** 综合分析给药信息、疾病信息、实验室检查信息以及病人的特殊信息得出结论；根据病人或药物的基本特征来评估上述问题的相对重要性。分类名录、工作单以及其他方法都可以用来确定和证实药物治疗问题的存在，所使用的方法必须事先经过验证，并且要保证用在不同病人之间的一致性。

3. **确立药物治疗目标** 药物治疗目标应该全面反映药物、疾病、实验室检查以及病人的特定信息，并包含伦理及生活质量方面的考虑，该目标应该具有可行性并且与病人以及病人健康监护组的其他成员所确定的目标相一致。治疗应该设计为能获得明确药物治疗结果，并提高病人的生活质量。

4. 设计药物治疗方案　治疗方案应该与病人制定的药物治疗目标相适应，并且应综合反映药物、疾病、实验室检查以及病人特定信息；反映伦理及生活质量方面的考虑；反映药物经济学的原则。应该遵守临床护理计划及疾病处理计划等卫生系统的药物使用政策。治疗方案应兼顾卫生系统及病人的能力及经济来源，优化药物使用。

5. 实施并完善药物治疗方案和效果监测　建立的监测计划应该有效地评估特定病人药物治疗目标的实现情况，并检测存在的和潜在的不良反应；应该根据监测计划中的每一项参数来评估期望终点的实现情况，最终确定是否达到药物治疗目标；在调整药物治疗方案之前，应确定未实现药物治疗目标的原因；应该根据病人的治疗结果来决定修改方案和计划。

四、全程化药学服务的实施

（一）实施全程化药学服务的特点

全程化药学服务就是在整个医疗卫生保健过程中，在任何场地，在预防保健、药物治疗之前和过程中以及愈后恢复等任何时期，围绕提高公众健康水平这一既定目标，直接为公众提供的有责任的、与药物相关的服务。随着药学事业的发展，实施全程化药学服务是社会发展的必然。全程化药学服务流程示意图见图7-2。全程化药学服务不同于传统药学服务，其具有以下特点：

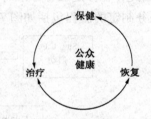

图7-2　全程化药学服务流程示意图

1. 连续性　药学服务不是药物治疗过程中的一次性服务，而是在整个疾病的治疗过程中持续不断的服务。

2. 广泛性　药学服务不是医院药师的专职，而是全社会药师共同的责任。如在病人出院后，社区药房的药师负责病人的保健服务，使病人无论何时何地均能得到需要的药学服务。

3. 服务模式　药学服务不再是等待患者去医院，而是走进药店、社区、家庭。

4. 服务对象　药学服务不再只是针对患者的服务，而是针对公众，包括医护人员、患者及家属。

5. 服务目的　药学服务的目的不再只是治愈疾病，而是改善和提高患者的生活质量。

（二）全程化药学服务的实施

目前，医院药师已经开展了面向住院病人、贯穿住院治疗全过程的药学服务。病人从踏进医院开始，就得到了相应的药学服务。

患者用药前，药师对病人进行用药宣传和必要的教育，如为病人提供有关药物及其他健康用品的信息和用法指导，提供涉及与药物有关的社会健康问题，如关于药物滥用、计划生育等问题的教育性服务。

用药过程中，药师告知病人按时用药的必要性和重要性，使病人明白自己对获得理想的治疗结果负有责任，提高病人的用药依从性，同时向病人提供有关药物的信息，包括药品性质、预期目标及可能面临的风险。对特殊病人还要帮助选择药物剂型、决定药物剂量、制定用药方案等。在有条件的医院，药师在药物治疗过程中可开展血药浓度监测，选择个体化给药方案，更好地提高药物的治疗效果。

用药结束后，对治疗结果进行评价，并进行药物成本－效益分析，可为患者提供安全、科学、合理的用药指导，降低和减少药物的不良反应，达到更好的治疗效果。

全程化药学服务不只是临床药师的责任，也是全社会药学工作者的责任，因此，在药物应用的每个环节都应深入地研究和探讨开展全程化药学服务的方法，促进药物的合理应用，提高公众的生活质量。

第二节　用药咨询服务

用药咨询是药师应用所掌握的药学知识和药品信息，包括药理学、药效学、药动学、毒理学、商品学、药品不良反应安全信息等承接公众对药物治疗和合理用药的咨询服务。药师开展用药咨询，是药师参与全程化药学服务的重要环节，也是药学服务的突破口，对临床合理用药有关键性作用，对保证合理用药有着重要意义。根据药物咨询对象的不同，可以将其分为患者、医师、护士和公众的用药咨询。

一、患者用药咨询

（一）咨询环境与方式

1. 咨询环境

（1）紧邻门诊药房或药店大堂　咨询处宜紧邻门诊药房或药店大堂，目的是方便患者向药师咨询用药相关的问题。

（2）标志明确　咨询处位置应明确、显而易见，使患者可清晰看到咨询药师。

（3）环境舒适　咨询环境应相对安静，使患者感觉信任和舒适。

（4）适当隐蔽　大多数患者可采用柜台式面对面咨询；特殊患者(妇产科、泌尿科、皮肤及性病科患者)应单设一个比较隐蔽的咨询环境，便于患者放心、大胆地提出问题。

（5）必备设备　医药学相关参考资料、书籍、计算机、打印机。

2. 咨询方式　包括主动咨询和被动咨询。

（1）主动咨询　无论是医院药师还是药房(店)药师，都应当主动向购药的患者讲授安全用药知识，向患者发放一些合理用药宣传材料，或通过医院、药房(店)的网站向大众宣传促进健康的小知识，这些都是主动咨询的一部分。

（2）被动咨询　药师日常承接的咨询内容以被动咨询居多。往往采用面对面的方式或借助其他通讯工具，比如电话、网络或来信询问等。

（二）咨询内容与特殊提示

1. 咨询内容　药师承接咨询的内容广泛多样，患者咨询的内容一般可分为以下几种。

（1）药品名称　包括通用名、商品名、别名。

（2）适应证　药品适应证是否与患者病情相对应。

（3）用药方法　包括口服药品的正确服用方法、服用时间和用药前的特殊提示；栓剂、滴眼剂、气雾剂等外用剂型的正确使用方法；缓释制剂、控释制剂、肠溶制剂等特殊剂型的用法；如何避免漏服药物，以及漏服后的补救方法。

（4）用药剂量　包括首次剂量、维持剂量；每日用药次数、间隔；疗程。

（5）其他　①服药后预计疗效及起效时间、维持时间。②药品不良反应与药物相互作用。③是否有替代药物或其他疗法。④药品的鉴定辨识、贮存和有效期。⑤药品价格，是否进入医疗保险报销目录等。

2. 药师在特殊情况下的提示

（1）患者同时使用 2 种或 2 种以上含同一成分的药品时；或合并用药较多时。

（2）患者用药后出现不良反应时；或既往曾有过不良反应史。

（3）患者依从性不好时；或患者认为疗效不理想、剂量不足以奏效时。

（4）因病情需要，处方中配药剂量超过规定剂量时（需医师双签字）；处方中用法用量与说明书不一致时；或非药品说明书中所指示的用法、用量、适应证时。

（5）超越说明书范围的适应证或超过说明书范围的使用剂量（需医师双签字）。

（6）患者正在使用的药物中有配伍禁忌或配伍不当时（如有明显配伍禁忌时应第一时间联系该医师以避免发生纠纷）。

（7）需要进行 TDM 的患者。

（8）近期药品说明书有修改（如商品名、适应证、剂量、安全性、有效期、贮存条件、药品不良反应）。

（9）患者所用的药品近期发现严重或罕见不良反应。

（10）使用麻醉药品、精神药品的患者；或应用特殊药物（抗生素、抗真菌药、激素、镇静催眠药、抗精神病药等）者。

（11）当同一种药品有多种适应证或用药剂量范围较大时。

（12）药品被重新分装，而包装的标识物不清晰时。

（13）使用需特殊贮存条件的药品时，或使用临近有效期药品时。

3. 需要特别关注的问题

（1）对不同患者　种族、文化背景、性别及年龄的差异，要有针对性地使用适宜的方式、方法，并注意尊重患者的个人意愿。

（2）对特殊人群　对老年人解释时语速宜慢，还可以适当多用文字、图片形式以方便他们理解和记忆。对于女性患者，还要注意询问是否已经妊娠或有无准备怀孕的打算、是否正在哺乳。肝、肾功能不全的病人也是不能忽视的群体，肝肾功能不全会影响药物的代谢和排泄，容易导致药品不良反应的发生和中毒。

（3）解释的技巧 以容易理解的医学术语来解释；应尽量使用描述性语言以便患者能正确理解，还可以口头与书面解释方式并用。尽量不用带数字的术语来表示。

（4）尊重患者的意愿，保护患者的隐私 在药学实践工作中，一定要尊重患者的意愿，保护患者的隐私，尤其不得将咨询档案等患者的信息资料用于商业目的。

（5）及时回答不拖延 对于患者咨询的问题，能够当场给予解答的就当场解答，不能当场答复的，或者不十分清楚的问题，不要冒失地回答，要问清对方何时需要答复，待进一步查询相关资料以后尽快给予正确的答复。

二、医师用药咨询

一般医院的医师主要询问药品的选择，同一药品不同生产厂家、品牌的效价比、替代品的评价；药物相互作用及不良反应；市场上新药的相关知识；国内外新药动态；国外报道的新药在我国是否已进口等。目前，药师可从以下几个方面向医师提供用药咨询服务：

1. 新药信息 当前随着制药工业的迅猛发展，新药不断涌现，在带给医师们更多的治疗选择的同时，也带给他们更多的困惑，加上大量仿制药物和一药多名现象更使得医师开药无所适从，药厂对药物的误导宣传，极大地干扰了医师，影响了临床治疗。此时需要给予医师们以信息支持，了解对新药准确系统评价的信息内容，为临床合理使用提供依据。

2. 合理用药信息 随着临床药师的努力，很多药师已经在医疗工作中确立了自己的地位，树立起了一定的威信，特别是在合理使用抗生素、降压药、抗肿瘤药等方面，由于药物种类多，在合理使用方面医师希望得到药师的信息咨询。

3. 治疗药物监测 患者用药后存在个体差异。药物治疗作用的强弱与维持时间的长短，理论上与患者体内血药浓度密切相关。血药浓度监测是我国早期临床药学工作的一项重要内容。目前，治疗药物监测（TDM）工作已经从最初的对传统药物的血药浓度监测扩展到对病人免疫抑制剂的监测等方面。通过他们的监测，保证了治疗药物的安全有效，延长了患者的存活时间，得到医师和患者的好评。

开展 TDM 研究，调整给药方案，对提高药物疗效、减少或避免毒性反应的发生具有重要意义。

4. 药品不良反应 有关药品不良反应（ADR）的内容一直以来是医师咨询最多的问题。随着医师对 ADR 认识的提高，药师在配合医师做好 ADR 的发现、整理和上报工作的同时还要及时搜寻国外有关 ADR 的最新进展和报道，并提供给临床医师。当今，新药上市后不久又召回或撤出市场的事情已经有不少例子，从最早的"PPA"事件到"红花注射液"事件，这些教训时刻提醒人们 ADR 工作不能松懈，在治疗过程中，永远要把用药安全放在首位。

开展 ADR 的咨询服务，有益于提高医师合理用药的意识和能力，为上市新药评审和注册提供依据，为药物经济学评价提供理论参数，为药物流行病学的调研及国家药品分类管理提供参考资料，为公正解决医患纠纷提供科学的论证指导。

5. **禁忌证** 药师有责任提醒处方医师随时关注有禁忌证患者的用药安全问题，尤其是医师在使用本人专业以外的药物时。例如，2008 年国家食品药品监督管理局修订了非甾体抗炎药的禁忌证和注意事项，药师应把这样的药物信息及时通知医师，提醒医师注意。

三、护士用药咨询

护理的工作特点决定了护士需要更多地获得有关药物的剂量、用法，注射剂配制溶媒、浓度和输液滴注速度，以及输液药物的稳定性和配伍的理化性质变化、配伍禁忌等信息。例如，临床应用 5% 葡萄糖注射液 250ml + 酚妥拉明 20mg + 盐酸多巴胺 20mg + 呋塞米 20mg 静滴过程中，出现黑色沉淀。药师利用药学信息资源，向医护人员解释如下：盐酸多巴胺是一种酸性物质，其分子带有两个游离的酚羟基，易被氧化为醌类，最后形成黑色聚合物，在碱性条件下更为明显。呋塞米注射液呈碱性，与盐酸多巴胺配伍后溶液呈碱性，使多巴胺氧化而形成黑色聚合物。为保证用药安全，建议临床用多巴胺时，不要与呋塞米配伍使用，避免给患者造成不必要的伤害。

四、社会公众用药咨询

随着社会的高速发展，文明程度的提高和医学知识的普及，公众的自我保健意识也不断加强，人们更加注重日常保健和疾病预防。药师需要承担起新的责任，在接受公众用药咨询，尤其是在减肥、补钙、补充营养素等方面给予科学的用药指导，避免受虚假广告的影响。另外，药师应主动承接公众自我保健的咨询，积极提供健康教育，增强公众健康意识，减少影响健康的危险因素。

本 章 小 结

本章内容是在理解临床药学和药学服务的区别基础上讲述的，主要介绍了药学服务的概念、内容，药学服务的标准化，全程化药学服务的实施及用药咨询服务。本章内容概念性、综合性、实践性强，需要将药理学、临床药学、临床医学等学科知识与本章内容结合起来，以便更好地理解和实施药学服务与咨询。

初级药师考试点

结合药学专业知识掌握以下内容：

1. 掌握为医师提供新药信息、合理用药信息、药物不良反应、药物配伍禁忌、相互作用、禁忌证。

2. 掌握为护士提供注射药物的剂量、用法，常用注射药物的适宜溶媒、溶解或稀释的体积、浓度和滴速、配伍变化。

3. 掌握提供关于药品使用、贮存、运输、携带包装的方便性的信息。

执业药师考试点

1. 药学服务的主要实施内容、药学服务的具体工作、药学服务的重要人群、药学服务的效果。

2. 患者用药咨询，承接咨询的内容、特殊情况下提供的咨询及需要特别关注的问题。

3. 医师用药咨询，提高药物治疗效果的咨询内容、降低药物治疗风险的咨询内容。

4. 护士用药咨询，药物的适宜溶剂、稀释容积、注射药物的配伍禁忌、药物滴注速度。

5. 公众用药咨询、咨询的内容。

同 步 训 练

一、单项选择题

1. 药师提供药学服务是为了提高药物治疗的（　　）

    A. 实用性、可靠性、专业性　　　　B. 专业性、安全性、经济性

    C. 安全性、实用性、经济性　　　　D. 有效性、可靠性、实用性

    E. 安全性、有效性、经济性

2. 药学服务的主体是（　　）

    A. 药师　　　　　　　　B. 医师　　　　　　　　C. 医院管理人员

    D. 患者　　　　　　　　E. 护士

3. 药学服务的目标是（　　）

    A. 增加患者用药依从性　　　　　　B. 为医生提供用药信息

    C. 为患者提供用药信息　　　　　　D. 改善和提高患者身心健康

    E. 指导护士合理用药

4. 药师在回答患者用药咨询时要注重的问题（　　）

    A. 降低药物治疗风险的问题　　　　B. 如何正确使用控释制剂问题

    C. 注射剂稀释浓度问题　　　　　　D. 提高疗效的联合用药问题

    E. 如何正确、合理控制饮食

5. 以下有关药学服务关注人群的叙述中，特殊人群主要是指（　　）

    A. 用药周期长的慢性病人　　　　　B. 需长期用药甚至终生用药的病人

    C. 同时合并应用多种药品的病人　　D. 患有多种疾病的病人

    E. 患儿、老年病人、妊娠及哺乳期患者

6. 药学服务质量的优劣直接关系到（　　）

    A. 患者的治疗　　　　B. 患者的用药　　　　　C. 医师的技术水平

D. 药师的业务能力　　　E. 人民群众的健康

二、多项选择题

1. 做好药学服务药师应具备的素质(　　)

　　A. 教育背景、专业知识　B. 实践经验和能力　　　C. 职业道德

　　D. 交流沟通能力　　　　E. 药历书写、投诉应对

2. 药学服务工作内容有(　　)

　　A. 处方调剂　　　　　　B. 药物利用研究和评价　C. 药学信息服务

　　D. 药物质量检测　　　　E. 药物不良反应监测

三、简答题

1. 简述药学服务主要实施内容及具体工作。

2. 列举用药咨询的对象及特点。

3. 作为社区医院的药师，应从哪些方面为患者提供全程化药学服务？

第八章　社会药学

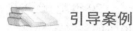

引导案例

　　杨同学发现自己的右手拇指上有一个小黑点很痒，挑破后开始溃烂。父母把她带到乡卫生所，用抗生素消炎，没有治好，转到另一家医院后，拔掉了病变的指甲，再使用抗生素，还是不行。接着她到了省城，先后在四家大医院治疗，用得最多的还是抗生素，而她的手却依然在一天天地不停溃烂。三个月后，她来到了北京。而这时，杨同学的右手已经坏死，医生们不得不给她做了截肢手术。但手术后，细菌又在截肢的伤口上继续感染。

　　经过细菌培养试验，专家们在杨同学的伤口上发现了 12 种细菌，而让人担忧的还不只是细菌种类多，在她不断地使用抗生素治疗的过程中，这些细菌已经对大多数的抗生素产生了耐药性，其中，有两种细菌对 59 种药物耐药，对 21 种抗生素耐药。

　　问题

　　（1）抗生素的滥用对人体有什么样的危害？

　　（2）作为一名药学人员，如何指导患者合理使用抗生素？

　　（3）学习社会药学有什么意义？

第一节　社会药学概述

一、社会药学的起源

　　社会药学是介于社会科学和药学之间的边缘学科，是社会科学（社会学、现代管理学、伦理学、心理学）和自然科学相互渗透的产物，继临床药学专业之后异军突起的又一新的药学分支，它是专门研究药学与社会的关系及其对社会的影响，寻求并解决人、社会与药学的相互依赖关系的科学。

　　社会药学的形成与发展是社会科学与自然科学交叉渗透的结果。现代科学正在经历科学－技术－社会一体化的演变。社会科学不仅渗透到药学理论与实践的各个领域，而且对药学的发展产生日益重要的影响。这一现实要求药学工作者不仅要研究自然药学，也要研究社会药学。社会药学概念的形成和发展也与社会医学密切相关。药学与医学从来就是紧密相联、相互渗透、相互影响、共同发展的。现代医学由生物医学模式向生物－心理－社会医学模式的转变，对药学的发展产生了深刻的影响。20世纪80年代以来，社会医学研究非常活跃，已经形成了大量研究成果和科学体系，在国内外影响很大。社会医学的理论与方法对社会药学具有重要借鉴作用。

二、社会用药概况

1. **社会预防用药**　在我国宋代已有接种牛痘预防疾病的记载。到18世纪，已形成了一整套预防医学理论和方法并从医学中分化出来，成为独立的分支。20世纪60年代由美国首先提出预防医学三级结构学说，已被许多国家接受。一级预防的任务是增进健康、预防疾病；二级预防的任务是对疾病早发现、早治疗；三级预防的任务是积极治疗，防止疾病恶化或致残。通常认为，现今预防用药的重点应以防治脑血管、心脏病、恶性肿瘤、职业病和地方性疾病以及意外伤亡为重点。

2. **社会保健用药**　世界卫生组织（WHO）把"人人享有卫生保健"作为全球人生战略。为了实现"人人健康"的目标，就应以家庭为单位实现自我保健，社会保健用药是自我保健的重要手段。家庭用药主要应限于非处方用药品，这些药品实际上也是家庭成员的自我保健用药，但应有医生指导。自我保健内容不单靠药物，还包括营养饮食、体育锻炼、精神卫生、疾病防治、注意生活环境、养成良好的生活习惯、定时作息、改掉一切不良嗜好（如吸烟、酗酒等）。

3. **社会治疗用药**　药物治疗是人类文化的一部分，人类使用药物治疗的历史几乎与人类本身的历史一样长久。药物治疗的目的是对抗疾病和维持健康。治疗药物根据功效、药物性质和受影响身体部位分为：①退热药：舒缓身体发热；②止痛药：舒缓痛楚；③抗疟疾药：消灭疟疾的药物；④抗菌药：抑制细菌生长的药物。

第二节　药物滥用对社会的影响

药物滥用有广义和狭义之分。从广义上讲，药物滥用是指故意、过量或非治疗性地使用药物。药物滥用可引起药源性疾病或药物不良反应。从狭义上讲，药物滥用指的是与医疗无关的反复大量使用药物。用药者采用自身给药的形式，造成用药者的身体健康的损害和经济浪费，还带来严重的社会问题，如吸毒、毒品走私贩运等。

一、药品费用过快增长

（一）药品费用过快增长的原因

药品费用近年来的急剧上涨已是一个不容争议的事实。"看病贵"已成为全社会广泛关注的社会问题。归纳起来的原因不外乎两方面：一是合理因素，即社会人口增加和老龄化、疾病谱的改变、慢性病的增加、人们自我保健意识的增强、对医疗服务的要求和期望的提高、药品成本的提高、生物制品和进口药品在临床的大量应用。二是不合理因素，即药品价格管理存在漏洞，医院补偿机制不完善造成的以药养医和不合理用药等。如何控制药品费用的急剧上涨已成为全社会关注的焦点。药物经济学研究通过对成本和相应的效益两方面进行测量和对比，选出最佳治疗方案，因而在控制药品费用方面具有较强的科学性和可行性。

（二）药物经济学研究方法

1. 最小成本分析（CMA） 是成本效果分析的一种特例，是在临床治疗效果完全相同的情况下，比较何种药物治疗（包括其他医疗干预方案）的成本最小。由于 CMA 要求药物的临床治疗效果，包括疗效、副作用、持续时间完全相同，所以应用范围局限。

2. 成本效果分析（CEA） 是以特定的临床治疗目的为衡量指标，比较不同疗法其效果所需要的费用高低。特点是治疗结果不用货币单位来表示，而采用临床指标，如抢救患者数、延长的生命年、治愈率等，是药物经济学研究的常用手段。

3. 成本效用分析（CUA） 是在结合考虑用药者意愿、偏好和生活质量的基础上，比较不同治疗方案的经济合理性，其结果侧重生存质量改善，注意到患者对生活质量的要求，常用单位是生活质量调整年。

4. 成本效益分析（CBA） 是对不同治疗方案的成本和由其产生的结果值（效益）进行比较，它要求成本和效益均用货币来表示。

（三）直接成本和间接成本

药品的成本与卫生服务之间有着密切的关系，药物经济学研究中将成本分为直接成本和间接成本。

1. 直接成本 指直接用于提供诊疗或医疗服务所发生的费用。直接成本又分为直接医疗成本和直接非医疗成本。直接医疗成本包括住院费、药费、诊疗费、手术费、康复费、辅助检查费用等用于治疗的成本。直接非医疗成本即病人因病就诊或住院所花费的个人成本，如往返于医院的交通费、病人的伙食费、家属陪护费等。这些费用虽不是患者直接用于治病的成本，但却是由于疾病所产生出的费用。

2. 间接成本 指由于疾病、伤残或死亡所丧失的资源。如因病损失的工资、奖金等，以及疾病给病人或家属带来的身体和精神上的痛苦。间接成本有时比直接成本大得多。

（四）隐性成本

隐性成本一般是指患者因疾病带来的痛苦、紧张、害怕、焦虑以及生活上的不便等很难用货币确切表达的成本。此类成本可来自疾病的本身，也可以来自治疗该疾病的卫生服务，如药物副作用造成痛苦、抑郁等。隐性成本较难计量而应用不多，仅在治疗方案的决策中加以考虑。目前，在药物经济学研究中常常不予考虑。

（五）药物经济学的作用

药物经济学在控制药品费用过快增长方面的作用主要体现在：指导新药的研制生产；指导制定《国家基本医疗保险药品目录》；指导医院制定医院用药目录、规范医生用药；确定药物的适用范围；帮助患者正确选择药物。

二、药物滥用对人体的危害

1. 药物滥用对机体的直接伤害。许多药物如果不适当的使用，往往造成对一些器官的直接伤害，如：各种抗生素对肝肾功能的直接伤害，放射性治疗对机体局部的直接伤害，化学疗法对胃黏膜及骨髓造血机能的破坏作用等。

2. 药物滥用会抑制和破坏器官功能、导致内分泌功能的永久性失衡。临床使用大量激素类药物，均会导致相应的器官功能受到抑制，造成患者内分泌功能严重失调而终生依赖药物。

3. 药物滥用会抑制和破坏人体自身修复疾病的康复功能。药物的无节制使用，往往会造成人体自身功能的抑制，人类与生活在地球上的所有生命一样，本身就具备生存所需要的、保证健康的三大功能：① 抵抗外来病毒、细菌感染的免疫功能；② 康复机体病变的自愈功能；③修复机体因病、因伤而缺损的生命再造功能。无节制地滥用药物，必定会导致各种药品取代人体自身固有的、为生存需要所具备的三大功能，使人体康复功能被药物取代而长期废弃不用。人体的功能用则进、不用则退，长期依赖各种药物必定会使自身的康复功能丧失。

4. 药物滥用导致大量的细菌、病毒进化成对人类健康危害更大的新病株。

5. 药物滥用导致药源性疾病。据世界卫生组织近年来的统计报道，在临床发病率中，大约有30%属于药源性疾病（由药物毒副作用引起），大约21%属于感染性疾病，大约16%属于医源性疾病（由误诊和医疗事故引起）。

药物或多或少地有一些毒性，特别是在长期使用以后或用量较大时，更容易在病人身上出现毒性反应。即使像阿司匹林这样一般公认比较安全的药物，倘若大量服用，也能引起中毒，甚至死亡。文献上曾有服阿司匹林30~40g而致死的报告。对某些特异质病人，少量的阿司匹林亦可引起荨麻疹、血管神经性水肿、哮喘等毒性反应。

激素类药物也存在着滥用的情况。激素可以刺激皮脂腺增生，使皮脂腺分泌旺盛，皮肤发生继发性损害。表现为：多毛、易感染、皮肤变薄、色素沉着、血管扩张、激素依赖性皮炎等。长期服用可的松、泼尼松等皮质激素，是股骨头无菌性坏死的重大病因。因此应尽可能地减少皮质激素的使用时间及使用剂量。对于原有类风湿、风湿、红斑狼疮以及脏器移植、SARS等有特殊需要，必须用激素来抢救生命、控制症状、抑制免疫反应的，应在医生指导下使用激素。

有人以钙剂作为补品，大量服用的结果是血钙量增加，常能引起肌肉及关节痛、共济失调、多尿、尿结石等毒性反应，静脉注射钙剂能导致心律不齐、心室纤维性颤动；注射过快尤易引起心跳停止，因此滥用钙剂是很危险的。口服葡萄糖目前亦有滥用现象出现，口服大量葡萄糖会增加胃肠道的负担，出现食欲减退及消化功能减退，并刺激胰腺分泌大量胰岛素，增加胰腺负担，成为糖尿病的诱因。葡萄糖服用过量时，可引起心脏损害。此外，摄入葡萄糖过多，人体消耗不了，会转化成脂肪在肝中贮存，久而久之会发生脂肪肝，危害健康。

滥用药物的危害性是很大的，为了确实做到正确治疗疾病，合理地使用药物，保障人民身体健康，同时达到节约药品的目的，应该认真纠正这些药物滥用的现象。

第三节　抗菌药的规范应用

由细菌、病毒、支原体、衣原体等多种病原微生物所致的感染性疾病遍布临床各科，其中细菌性感染最为常见，因此抗菌药物也就成为临床最广泛应用的药物之一。在抗菌药物治愈并挽救了许多患者生命的同时，也出现了由于抗菌药物不合理应用导致的不良后果，如不良反应的增多、细菌耐药性的增大以及治疗的失败等，给患者健康乃至生命造成重大影响。为提高抗菌药治疗水平，保障患者用药安全，必须对抗菌药加强管理，规范使用。

一、抗菌药滥用的危害

1. 滥用抗菌药最大的危害就是细菌对抗菌药物产生广泛而迅速的耐药性　据统计，常见致病菌的耐药率已达30% ~ 50%，且以每年5%的速度增长。滥用抗菌药的过程就是培养耐药性细菌的过程。

2. 引起菌群失调　应用抗菌药在杀灭致病菌的同时，也会对体内的正常菌群产生不同程度的影响，破坏人体内微生物环境的稳定，引起菌群失调、二重感染等，同时也能增加患者的痛苦，增加病死率，增加医疗费用支出。

3. 滥用抗菌药会引起许多不良反应及药源性疾病　如引起肝、肾损害，使患者病情加重，甚至发生致死。

二、合理使用抗菌药的基本原则

抗菌药合理使用就是使用者应在全面了解患者、致病原与抗菌药三者的基本情况与相互关系的基础上，安全有效地应用抗菌药，使病人的风险降到最低，获得最大的治疗效益。合理使用抗菌药的最基本原则就是要努力做到安全、有效。在安全的前提下确保有效，为了实现这一原则需要注意以下几点：

1. 明确病因，有针对性地选药。正确的诊断是合理选择抗菌药物的基础。

2. 分析致病原与抗菌药物的相互关系，选出几种可能有效的抗菌药物。针对具体病人的感染情况对以上选出的药物作出比较。

3. 分析抗菌药物与机体的相互关系，对以上选出的药物的临床药理特点进行比较，选出对病人最为适宜的抗菌药物。

4. 根据感染疾病的发生发展规律和致病原诱导耐药的可能性，制定合理治疗方案。

抗生素滥用情况

我国每年有近 20 万人死于药品不良反应，其中 40% 死于抗菌药物滥用，每年约有 3 万名儿童因不恰当使用耳毒性药物而造成耳聋。

继 2000 年国家规定精神类、大输液类、粉针剂类药品必须凭处方购买后，2004 年 7 月 1 日起我国又规定未列入非处方药的抗生素也要凭处方购买。然而，抗生素滥用的现状并未能从根本上得到遏制。据介绍，世界卫生组织推荐的抗生素医院使用率为 30%，在美国、英国等发达国家医院的使用率只有 22%~25%。据统计在我国一些医院中抗生素的使用率高达 70% 以上，抗生素类药物的费用占全部药费的 40% 左右。在使用抗生素的人群中，有 1/3 以上的人根本不需要用抗生素，大约有 50% 并没有起到作用。

数据表明，有越来越多的细菌耐药，且耐药力在不断提高。20 世纪五六十年代青霉素一次剂量只是 2 万~3 万单位，现在需用几十万、几百万单位。葡萄球菌、肠道革兰阳性杆菌、结核杆菌、痢疾杆菌之所以长久地肆虐人类，就是其耐药性不断增强的结果。这些结果，给很多人带来了惨痛的教训。

三、抗菌药使用中存在的问题

1. 不熟悉细菌对抗菌药存在的固有耐药性和获得耐药的动向，不能根据细菌对抗菌药敏感度变迁来选择抗菌药。

2. 不完全了解抗菌药发展动态，不能很好地掌握各类抗菌药作用特点和同类抗菌药中不同品种之间的差别，因而选择抗菌药进行抗感染治疗时，往往针对性不强。不同抗菌药各有其抗菌作用和特点，用药缺乏针对性，是临床使用抗菌药中比较普遍存在的问题。

3. 未能很好地掌握感染疾患发生发展规律，未能根据致病原、机体与抗菌药三者相互关系制定合理的个体化治疗方案。临床遇到的感染疾患不仅致病菌的种属与耐药程度各异、感染部位不同，而且发病过程、感染程度、病程长短、基础病情也各不相同，均需辨证论治，具体情况具体分析。

4. 某些常规处理方法存在的问题，如人为地规定一线药和二线药，不论何种感染先用便宜的常用药，病情加重再逐渐升级治疗的做法是有问题的。控制感染先用何种抗菌药，必须根据病情的实际需要来选择。某些重症感染，特别是耐药菌感染，如果一开始就选择有针对性的抗菌药，很有可能使感染及时得到控制。但若先按常规用无效的一线药物，延误了治疗时机，病情就会迅速恶化，即使后来治疗升级，投入许多贵重药物也无济于事。

5. 给药途径、给药方法和剂量未能按照抗菌药临床药理特点和控制感染的实际需要来选择；只注意给药剂量，未注意给药浓度，无法达到有效的抗菌浓度，造成治疗失败。

四、合理使用抗菌药的方法

抗菌药的合理使用，应从合理选药和合理给药两方面入手。合理给药的原则前面已提到，现将合理选药注意事项列举如下：

1. **分析可能致病菌并根据其敏感度选药** 对致病原的种、属及对抗菌药敏感度应给予估计，特别在目前临床微生物诊断和细菌敏感试验结果存在较多问题的情况下，主管医生对各种致病菌的好发部位、临床表现、细菌对抗菌药的敏感度及其耐药性发展情况应有所了解，在未能获得准确的检验结果时也能作出基本正确的判断与处理。例如呼吸道急性感染与慢性感染急性发作，致病菌大多为革兰阳性球菌。长期使用抗菌药或免疫抑制剂的住院病人继发肺部感染，致病菌为耐药阴性杆菌的机会较多。

2. **分析感染疾患的发展规律及其与基础病的关系** 各种感染疾患均有其本身的发展规律。分析当时感染是处于原有治疗无效、感染正在急剧恶化，还是有效而未能控制、病情有所加重，对于决定是否改变治疗方向甚为重要。如为前一种情况应及时换药，而后一种情况则应保留起主要作用的药物，改换其中个别药物以加强治疗。有无并发症、基础病的状况如何，对于选择抗菌药与拟定治疗方案也有很大关系。

3. **熟悉抗菌药的抗菌作用与药理作用特点** 要合理选择抗菌药必须熟悉被选择的对象，对抗菌药应了解其分类、抗菌谱、作用机理、细菌耐药性、临床药理特点、适应证、禁忌证、不良反应以及制剂、剂量、给药途径与方法等。还应了解国内外研究进展、新老品种作用差别，可供选用的其他品种有哪些，有开发前途即将投放市场并供应临床的有哪些，以便及时选用针对性较强的抗菌药，安全有效地控制各种感染。

 课堂互动

通过对本章内容的学习，分组讨论在自我诊断、自我药疗中有哪些情况属于抗菌药滥用现象？

本 章 小 结

本章从社会药学的起源、意义、方法等内容开始，讲述了药物滥用对经济的影响、对人体的危害以及抗菌药的规范应用。本章内容具有很强的社会性、指导性，充分反映社会实践中药物滥用问题，应合理使用抗菌药。

执业药师考试点

1. 药物经济学中成本的种类。
2. 抗菌药物的合理应用。

同 步 训 练

一、单项选择题

1. 治疗过程中的紧张、痛苦等在药物经济学成本中属于（   ）

    A. 直接成本　　　　　　　B. 间接成本　　　　　　　C. 隐性成本

    D. 精神成本　　　　　　　E. 表面成本

2. 关于药物经济学的叙述哪一项是错误的（   ）

    A. 评价不同治疗方案的经济学价值的差别

    B. 其研究结合流行病学、决策学等多学科的研究成果

    C. 分析不同药物治疗方案的成本、效益、效果及效用

    D. 应用现代管理学为研究手段

    E. 其服务对象包括政府管理部门

3. 肾功能不全病人，可使用正常剂量或剂量略减的药物是（   ）

    A. 庆大霉素　　　　　　　B. 氨苄霉素　　　　　　　C. 多黏菌素

    D. 万古霉素　　　　　　　E. 卡那霉素

4. 禁用于围产期妇女及 12 岁以下儿童的药物是（   ）

    A. 喹诺酮类药物　　　　　B. 青霉素类药物　　　　　C. 头孢菌素类药物

    D. 中和胃酸类药物　　　　E. 抗贫血类药物

二、多项选择题

1. 药物经济学评价方法中，成本有哪几类（   ）

    A. 直接成本　　　　　　　B. 间接成本　　　　　　　C. 隐性成本

    D. 精神成本　　　　　　　E. 表面成本

2. 我国抗菌药物使用不合理的情况有（   ）

    A. 有适应证却没有用　　　　　　B. 该用高剂量的时候剂量不足

    C. 没有适应证却用了　　　　　　D. 使用抗菌药剂量过大

    E. 使用抗菌药疗程过长

3. 已经感染的病人使用抗菌药物针对感染进行治疗时，应该明确（   ）

    A. 是否存在病毒感染　　　　　　B. 感染的部位及病原体

    C. 病原体可能存在的耐药性　　　D. 抗菌药的给药途径

    E. 抗菌药的抗菌谱

三、简答题

1. 简述药物滥用对人体的危害。

2. 简述抗菌药合理使用的方法。

第九章 医院药学信息服务

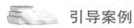 引导案例

某患者，女性，以胃大部分切除术后远期并发症入院。胃大部切除后，胃酸降低，含铁食物不经过十二指肠，致铁吸收不良，导致患者贫血。患者入院后口服铁剂无效而改用静脉输注铁剂（蔗糖铁），用药一周后患者血常规检查结果显示血红蛋白（Hb）值并未升高，医师咨询临床药师是否需换用其他静脉输注的铁剂。

问题

（1）此案例提示哪些药学信息？

（2）什么是医院药学信息服务？

（3）医院药学信息服务的内容有哪些？

（4）如何收集、整理药学信息？

（5）医院药学信息服务的主要对象是什么？

第一节 医院药学信息服务概述

一、医院药学信息服务的概念和发展

（一）医院药学信息服务的概念

药学信息（pharmaceutical information）是指通过印刷品、光盘或网络等载体传递的有关药学方面知识的各种信息，涉及药物的研究、生产、流通和使用、监管等领域，是信息科学庞大系统内的一个分支。药学信息的内容非常广泛，包括了药学学科的所有方面的信息，甚至还涉及大量的医学学科的信息，如新药研究和开发信息、药物专利信息、药品生产和上市信息、药品市场的价格信息、药物经济学信息、药事管理信息、药学教育信息、药学各专业学科进展的信息、药物使用信息以及耐药性、生理病理状态、健康保健信息等都属于药学信息。

在使用领域中与合理用药（安全、有效、经济）相关的各种药学信息，我们常称之

为药物信息(drug information, DI)，DI 是医院药学实践和服务的一项重要工作和活动。它涉及的内容仍然十分广泛，几乎包括药物的研发、生产、经营、检验、使用等全过程的每一个方面的信息，但集中表现是药品的临床使用信息。

医院药学信息服务(drug information service of hospital)，也称医院药学信息活动，是指在医院药学部(科)中药学人员进行的药学信息的收集、保管、整理、评价、传递、提供和利用等所有涉及药学信息的工作，以服务于医师、护士和患者等。

(二)医院药学信息服务的发展

药学信息服务是 20 世纪中期提出并发展起来的。在此之前，药物种类较少，有关药物体内过程、临床应用、药效、不良反应和相互作用等方面的研究尚处于较低的水平，信息数量相应较少。药学信息的收集、评价和提供大多是药师利用业余时间或工作间隙零星地进行，而不是一项系统的、正式的药学专业工作。随着医药事业飞速发展，新药品种不断增加。由于对药物的疗效、毒副反应等药物信息了解不够，加之滥用、误用、过量使用等因素，导致不少药疗事故，产生了许多药源性疾病(drug induced diseases)，有的甚至造成严重后果。于是，系统的、正式的药学信息服务工作提上了议事日程，并逐渐发展成为药学实践和服务的一项重要、基本的工作。

美国是较早开展药学信息服务的国家，1945 年，D. E. Frank 在美国医院药师杂志上发表文章，认为在药物的特性、制剂、作用和用法上，药师应当成为医师的参谋，参与药物治疗。1962 年，美国肯塔基大学医学院成立了第一个药物信息中心，被视为开展医院药学信息服务工作的里程碑。它在接受药物咨询、提供药物情报、开展药物情报教育以及参与药事管理活动等方面发挥了较大的作用。

其他各国的医院药学信息服务工作的开展也较为广泛。日本在 1965 年的第 20 届药学大会上，起草了《医院和诊所 DI 活动纲要》和《医院和诊所情报资料整理方法》两个文件，对 DI 工作的目的、重要性、内容和信息的分类等提出了指导性的方针。医院药学信息服务在日本发展很快，并得到医师的广泛认可。英国于 1970 年成立 DI 中心，1976 年建立了国家 DI 网。国际药学联合会(FIP)和世界卫生组织(WHO)也大力倡导各国开展医院药学服务工作。如 WHO 出版的《规范处方指南》中，就专门讲解了如何获得最新的药品信息及其评价方法。

卫生部 1981 年颁发的《医院药剂工作条例》规定，医院药剂科有条件的应设药学情报资料室，提供药学信息服务。目前，我国不少医院的药剂科建立了情报资料室，也有不少省、市集中人力物力建立了临床药学情报中心，这标志着我国的医院药学情报信息工作已开始起步。

二、医院药学信息服务的目的、内容和特点

(一)医院药学信息服务的目的

医院药学信息服务是全程化药学服务的精髓。开展药学信息服务的目的是针对患者

的特殊病情，向临床医师提供合理用药的最新资料，提出选用药物的建议，协助制定合理用药方案，提高药物治疗的水平，减少或避免发生药物的不良反应，使药物安全、有效地用到患者身上。同时药物信息也是一个桥梁，可协调医师、药师、护士以及患者之间的关系，使组成一个紧密的整体，正确掌握合理利用这一有效武器，更好地为医疗工作和患者服务。

（二）医院药学信息服务的内容

医院药学信息服务工作是围绕患者用药安全、有效、合理、经济展开的，具体内容包括：

1. 药学信息资料的收集、整理、保管和评价，这是药学信息活动的基础。

2. 负责药品不良反应和中毒病例的收集和整理。

3. 负责本院药品集、处方集的编印和修订，编辑和出版《药讯》等刊物。

4. 向药事管理与药物治疗学委员会等提供充足的有针对性的药物信息，为医护人员、患者提供药物咨询。

5. 对医、药学及护理学等学科学生、实习生、进修生进行药物知识的指导和教育。

为了有效地开展药学情报工作，应根据医院的规模配备必要的人员、设施。一般综合性医院应设有专职情报药师，配备电话、电脑、复印机、相关工具书。

（三）医院药学信息服务的特点

医院药学信息服务需要系统地收集药学信息，还需要对信息进行评价和实现有效地管理。从事药学信息服务的人员应当是药师以上人员，同时要求掌握必要的药学信息收集、评价和管理的技能，这就决定了医院药学信息服务有如下的工作特点：

1. 以患者合理用药为中心的专业技术工作　医院药学信息服务工作的对象包括了医师、护士和患者等，其最终的目的是实现患者的合理用药，受益者是患者。因此，如何确定、评价和实现治疗目的，涉及药学的所有分支学科（如药剂学、药理学、药物化学）以及很多的医学专业知识等。它不仅需要系统地收集药学信息，还需要对信息进行评价和实现有效地管理，这就决定了药学信息服务工作是一项专业性很强的工作，从事药学信息服务的人员应当是药师以上人员。

2. 需要不断更新的、持续性的工作　药学信息不断更新、新药不断上市、已上市药品的新的研究文献和报道不断产生，因此，临床药学服务实践中要求不间断的收集、评价、储存最新的药学信息，不断地积累知识，不断学习，实现药学服务能够不断地向临床提供最新的信息。

3. 计算机信息技术是药学信息服务工作的重要手段　计算机信息技术的应用是开展药学信息服务工作的一个有效手段。计算机信息技术的高速发展，不仅为药学信息的有效管理提供了一个可靠的工具，极大地提高了获得药学信息的方便性，如通过互联网获得和传递信息，同时，计算机还能够模拟处方审查过程，自动地对医师所开的处方进行监测，发现其中潜在的不合理用药问题，预防药物不良事件的发生。

第二节 药学信息的收集、整理和评价

一、药学信息的收集、整理

要满足医、护、药、患的不同要求，必须有计划地、广泛地收集并系统地积累相关专业的药学信息，要以服务对象的需要为出发点，做到有的放矢。药学信息资料包含药物配伍变化、药品不良反应、药源性疾病、药量与药效的关系、药物评价、新药资料、老药新用、中毒解救、新制剂的应用、药物生物利用度、药物利用和药物流行病学研究等方面的资料。药学信息资料来源是多方面的，可分类收集、整理。

知识链接

药学信息的种类

按照文献资料的加工层次不同，信息资料可以分为一级文献、二级文献、三级文献。一级文献即原始文献，主要登载在专业期刊和学术会议论文集中。它包括实验性和观察性研究等。期刊是一级文献主要的信息源。查阅一级文献费时费力，因此要充分利用二级文献。二级文献通常包括索引或文摘。在一级和二级文献的基础上归纳、综合、整理后的出版物就是三级文献。在药学实践中使用最为广泛。三级文献包括相关的药学手册、教科书、指南等。三级文献资源的形式和内容越来越广泛，有很高的实用价值。

（一）本院资料

本院资料的收集及时、方便、针对性强，紧密结合临床，一般包括两个方面：

1. 临床用药方面的资料　主要来自临床如门诊处方用药、住院病历医嘱用药的调查分析资料。这些资料可用来分析用药是否合理，用法、用量是否恰当，是否存在药物相互作用。可用于总结本院用药趋势、药物治疗特点。治疗药物监测和耐药性、不良反应监测，可为合理、安全用药，提高药物治疗水平，最大限度减少药源性疾病的发生等提供第一手资料。重视对病区用药情况的收集，因为在药物的不合理配伍中，住院患者要比门诊患者高近 5 倍。可能的原因是住院患者的病程复杂，联合用药机会多，输液配伍用药多和治疗时间长等。

2. 医院药学、药剂科业务方面的资料　如本院药事管理及药物治疗学方面的有关规定，科学研究、临床药学方面的原始记录，本院药品集、药讯等。

（二）国内资料

这是药学信息的主要来源，可作为基础资料收集。主要包括核心期刊杂志、商业渠道、学术会议交流资料等。

1. 期刊专业杂志　专业期刊按时出版，而且期刊一般都要选择一些新的原始文献，所以它是 DI 取之不尽用之不竭的源泉。资料收集不仅要收集药学方面的杂志，也要收集医学方面的杂志。因为医学杂志有数百种，刊有大量临床用药、药物评价、药物治疗、老药新用、新药临床等方面的资料。一些生物学、生理学杂志，也有药物方面的研究报道。

2. 学术会议交流资料、医药图书、药品说明书、有关药事法规及管理性文件　积极参加学术会议、专题报告和继续教育讲座是专业技术人员更新知识的好机会，也是获取新信息的渠道。从专家的学术报告可以了解某一专业领域前沿的情况。把这些报告资料收集起来，可以弥补药学期刊的不足，因为这些资料都是期刊未发表的。要重视药品说明书的利用，药品说明书是药学信息重要来源之一，也是医师、药师、护士和患者在治疗用药时不可缺少的医疗依据，应及时地收集，并专柜分类保管。

3. 商业渠道　商业渠道也是一个收集药学信息的途径。产品推广会、新药介绍等资料信息虽然可能具有一定的片面性，但是也有一定的参考价值。

（三）国外资料

重点收集或查阅核心期刊、书籍。核心期刊指专业范围内，刊载文献数量最多、文献质量较好、引文率和借阅率高的重要期刊。其特点是情报密度大，信息质量好，能反映学科较高的学术水平。

（四）网络资料

可以通过药学信息网络收集有用的医药信息。因特网上的部分药学信息网址见表 9-1，但在网络上发布信息和新闻不需要经过严格的专业审查，没有约束条件，所以从公共信息网络获取医药信息必须小心谨慎，明辨真伪。

表 9-1　因特网上的部分药学信息网址

常 用 网 站	网 址
国家食品药品监督管理总局网站	http：//www.sfda.gov.cn
国家卫生和计划生育委员会网站	http：//www.moh.gov.cn
美国食品药品管理局网站	http：//www.fda.gov
世界卫生组织网站	http：//www.who.int

二、医院药学信息的评价

由于药物信息量急剧膨胀，而且信息质量参差不齐，所以对获取信息的评价就显得尤为重要。药学信息的评价带有一定的主观性，在评价的过程中应尽量避免人为因素的影响。因此，掌握科学、合理的药学信息评价方法十分重要。

1. 从药学信息的来源评价　在进行药学信息评价时首先要清楚药学信息的来源和目的。一般来源于权威参考书籍、知名期刊的信息可信度高。站在无利害关系的第三方向社会提供药学信息的机构提供的药学信息科学性、全面性和准确性较高，如国家药品监督管理部门批准和提供的药学信息。药师从临床一线获取的第一手资料是可靠性较高的信息。商业提供的信息常常有倾向性，要选择对待这些商业化来源的信息。对于在国外仍处于临床研究阶段，而国内已批准上市的新药，使用时要特别谨慎，密切监测临床的使用情况，并对照有关信息、评价效果和不良反应与资料上的是否吻合。

2. 从药学信息的新颖性和全面性评价　考察信息的新颖性主要是观察信息的报告和出版时间。一般来讲，定期出版的权威刊物值得信赖，可提供较新颖且可靠的药学信息。此外，其他医院定期出版的《药讯》也可提供较新的信息。

药学信息的全面性主要是针对不同的信息源进行评价，如对于一本药物手册，所收载的药品品种的数量就是观察它的全面性的指标，品种越多全面性越好。

3. 从药学信息的客观性和可靠性评价　药学信息的客观性是最重要的，只有以科学、公正的态度和符合逻辑的、合理、可行的方法才能发现事物的真实情况。研究报告的参考文献是评价药学信息客观性的有效途径，专业人员应当熟悉研究领域内主要参考文献，如果作者提供的主要参考文献欠缺，就要注意信息是否客观。一个完整的研究报告应当包括摘要、研究方法、研究对象、范围、采用标准、问卷样本、统计方法、结果和结论等，只有完整地报告所研究的各方面的文章才有较高可信度。

药学信息的客观性与可靠性是相联系的，只有客观的，才可能是可靠的。评价结论的准确性，主要观察研究的客观性如何，论据是否符合逻辑。

第三节　医院药学信息服务的提供

一、药学信息服务的对象

（一）医师

医师是药学信息服务的主要对象。给医师的服务有时是被动的，有时是主动的。医师经常有很多的用药问题需要得到答案，这些问题涵盖了患者用药全部过程中可能遇到的所有问题。较为简单的问题，如复方阿司匹林的成分是什么？较为复杂的问题，如患者的这种状况用什么药最好？

（二）护士

护士在患者的用药过程中起着重要作用，特别是需要正确地执行用药方案，如正确地注射药品、换药和按正确的顺序给药等，药师需要向护士提供最准确、最标准的药学服务。

（三）患者

患者是整个药学信息服务的核心，给医师、护士的服务是间接地向患者提供服务。药师直接地向患者提供药学信息服务正越来越多地受到重视。药师应深入临床了解患者的病情和治疗效果，同时也有责任直接向患者解释药物治疗中的有关问题，帮助患者提高对药物治疗的依从度，最大限度地提高药物治疗的效果。

二、药学信息的传递方法

（一）编写文字资料

1. **定期出版《药讯》**　药讯要紧密配合临床，具有针对性，要立足于本院的实际情况，指导临床合理用药。其内容包括药事管理、药物评价、不合理用药分析、新药和新剂型介绍、老药新用、用药问答、药品的配伍禁忌、药品不良反应等。形式可以有普及型、专题型、专栏型、答疑型和指导型。内容要新颖可读，并与院外有关单位进行交流。

2. **编辑"医院处方集"**　"医院处方集"也称"医院药品集"，是经过科学评价和筛选，符合本医院用药实际情况和特点的药学手册。编辑"医院处方集"应遵循安全、有效和经济的原则。方法和步骤主要包括：一是药物使用评价；二是处方集的维护；三是治疗药物的选择。

医院处方集内容包括院内协定处方，医院在库及供使用的药品，除了正文的药品名称、成分、剂型、含量、适应证、药理作用、用法、常用量、极量、禁忌证、注意事项、不良反应、贮藏和包装等外，还应编入某些药品管理规定，如处方笺的发放和使用、药品的申请和领取、毒剧麻药品的管理、静脉混注的规定等以及特殊人群的用药注意事项等。医院处方集可印成袖珍式以便随身携带。医院处方集有利于保证药品治疗的质量，有利于全院的用药管理，有利于减少医护人员处方差错。

（二）提供咨询服务

1. **为患者提供咨询服务**　现在的用药指导已远远超出用法、用量、保管等传统内容，逐渐接近药物治疗的本质。随着药物疗法的变迁及科学水平的提高，患者对药品的认识也在发生变化，要求知道的内容增多，如药物的疗效如何，有无副作用及一旦发生要不要停药，忘记服药能否补救，如何补救，感觉好转时是否停用，能否和其他药物合用，饮食对药物疗效有无影响等。因此，服药指导不能只停留在以往用法指导上，而是要使患者对自己的疾病、治疗方法有正确认识，以求患者自觉地配合，实施安全、有效的治疗方法。患者服药指导的注意事项包括：

（1）医师或药师收集到的药学信息，可能很多是未经加工的一次性原始医药资料。对医师来说，一例临床报告就可能成为重要的资料，可以从一次性资料中提取出多种医药情报。而作为指导患者用药的情报，就必须经过多数病例验证，应该是经医师或药师选择、评价、加工过的医药情报，必须权衡利弊，慎重考虑。就不良反应而言，根据治疗及患者的具体情况，可分成 A、B、C 三个类型。A 类：必须向患者说明的；B 类：不一定向患者说明的；C 类：不需要向患者说明的。

（2）患者对药物疗法知识的理解能力、协作程度不同，服药指导应根据患者情况，从实际出发。另外，作为药师的服药指导，同处方医师取得一致意见是必要的。医师与药师各自源于患者或用于患者的医药情报，在质和量上是有区别的。药师的服药指导应在领会医师处方意图的基础上进行，应有助于处方的有效性、安全性，而不应侵犯医师处方权。答复应实事求是，不应让患者猜疑。服药指导应有阶段性。

咨询的方式一般有三种，即口头咨询、书面咨询、电话咨询。接受咨询的药师不管答复与否，都应要详细记录，填写咨询表并存档。

2. 为药事管理与药物治疗学委员会提供咨询服务　情报工作人员应在平时的工作中随时了解和收集药物的疗效和不良反应信息，为药事管理与药物治疗学委员会提供新增药品的技术资料或新增药品与原有同类药品比较的优越性、质量状况、适用范围、价格等方面的资料，并为药事管理与药物治疗学委员会提供起草或修订医院基本用药目录所需要的技术资料，在药品管理中发挥参谋作用。

（三）举办专题讲座

定期或不定期地为药学人员、医护人员举办专题讲座，系统介绍国内外药物研究动态以及有关药物知识，力求使相关人员掌握更多和更新的合理用药知识，从而使临床用药更加安全、有效。

第四节　计算机技术在医院药学信息服务中的作用

计算机网络技术的应用和普及，使医院药剂科各部门除了日常工作的划价、调价处理、新药记录、账页和药名管理、工作量统计及打印盘点表等实现电子化，实现信息共享、科学管理外，还能协助药师向临床科室医务人员及大众提供当前用药信息，在药师与患者、药师与医护人员之间建立了更广泛、更畅通、更方便、更及时的交流渠道。因此，在药学信息服务的过程中，计算机技术起了至关重要的作用。

一、计算机技术在药品管理信息服务中的作用

药品的有效供应和管理是保证医院药品合理应用的关键环节。现在市场上药品品种繁多，涉及的相关信息量极大，获得高效率的采集信息手段显得非常重要。如购进药品时有些医院开发出了《医院用药招标软件系统》，它以计算机的处理手段和网络对信息及时准确的掌握和处理，可实现中标单位的自动确定，从而避免了传统招标过程中的人为干预因素，充分体现招标的公开、公平、公正的原则，提高了医院的经济效益、服务质量和社会声誉。药库是药品流向医院的第一道关口，也是医院内药品流通量最大的部门。因此各个医院开发的计算机药品管理软件都把药库管理作为核心之一，其软件通常具有药品购置入库管理、药品出库管理、药品信息账目调整、药品库统计、汇总信息、药库贮存信息预测管理、药品库房报表处理、软件知识库及用户服务字典功能，以及软件的初始化及辅助管理。它将药品贮存信息、查询信息、统计处理信息、预测药库信息等功能融为一体，具有较强的实用性和科学性。

二、计算机技术在合理用药信息服务中的作用

20 世纪 70 年代，美国最早将计算机运用到医院药学信息服务，计算机在医院药学信息服务中应用与医院管理系统（HIS）的发展有很大关系。20 世纪 90 年代，许多医院建立了 HIS。较为完善的 HIS，其标志是有医师工作站，医师实现电子医嘱、电子病历、电子检测报告等，同时在医师工作站安装有计算机合理用药临床决策支持系统。医师通过计算机录入医嘱，系统能够即时地对医嘱进行审查，包括药物相互作用、过敏史、重复用药、特殊人群用药以及禁忌证审查等，能够提示医嘱中存在的潜在不合理用药问题以及相应的处理意见。同时，HIS 在药房建立有临床药学工作站，药师在这里可以调出医院全部患者的医嘱、病历及检查、检验报告等信息，同时可以启动计算机合理用药临床决策支持系统对患者用药进行审查，得到审查意见并与医师讨论，以达到合理用药的目的。

此外，还可以利用计算机对药物不良反应、药物的疗效等信息进行收集、整理、评价和分析，从而快速准确地提供药物不良反应与疗效等信息及咨询服务。

本 章 小 结

医院药学信息服务在现代药学服务中占据关键的地位。通过本章学习，应能说明医院药学信息活动的目的和内容以及进行药品信息情报收集、整理、加工和传递的方法。

执业药师考试点

1. 掌握药学信息与药物信息的概念。
2. 掌握药物信息的特点。
3. 掌握获取药物信息的途径。
4. 熟悉药物信息服务的意义、目的和特点。

同 步 训 练

一、单项选择题

1. 药物信息是指在（　　）领域中与（　　）有关的药学信息。
   　A. 研究，新药开发　　　　B. 生产，质量控制　　　　C. 使用，临床药学
   　D. 流通，合理用药　　　　E. 流通，药疗保健
2. 下列哪项不是药学信息服务的重要内容（　　）
   　A. 新药研发资料　　　　B. 药源性疾病　　　　C. 药物相互作用
   　D. 药物中毒　　　　E. 药物过敏
3. 药学信息服务的最终目标是（　　）

A. 为老人健康保健服务   B. 为患者健康保健服务

C. 为全民健康保健服务   D. 为婴幼儿健康成长服务

E. 为青春期的青年咨询服务

4. 下列哪些不属于一次文献(　　　)

A. 国内期刊   B. 国外期刊   C. 药学科技资料

D. 药学专利   E. 各种目录、索引、题录和文摘

5. 药学信息可分为(　　　)

A. 一级文献、二级文献和三级文献   B. 首次文献、二级文献和三级文献

C. 原始文献、另类文献和三级文献   D. 一过性文献、二级文献和三级文献

E. 一级文献、二级文献和终结文献

二、多项选择题

1. 药学信息服务的对象有(　　　)

A. 医师   B. 护士   C. 患者

D. 老年人   E. 儿童

2. 医院药学信息评价的要点有(　　　)

A. 药学信息的来源   B. 药学信息的新颖性   C. 药学信息的全面性

D. 药学信息的客观性   E. 药学信息的可靠性

三、简答题

1. 简述药学信息的评价方法。

2. 简述药学信息的传递方法。

实　　训

实训一　参观医院药学部(科)

一、实训目的

1. 明确医院药学部(科)组织机构、工作任务和职责。
2. 熟悉医院药学部(科)的工作环境、工作任务和工作流程。
3. 了解医院药学管理的各项规章制度。

二、实训准备

1. 分组进行医院药学部(科)的参观。8~10 人/组。
2. 由若干名带教老师带领各组同学参观医院药学部(科)。

三、实训过程

1. 讲座：医院药学部(科)负责人介绍医院药学部的组织机构、职能和工作任务。
2. 视频观看：医院药学部(科)介绍。
3. 分组参观医院药学部(科)：
（1）调剂部分：门诊西药房、病房药房、门诊中药房等。
（2）药品管理部分：西药库、中药库、医院制剂库等。
（3）制剂部分：普通制剂室、中药制剂室、灭菌制剂室、静脉用药集中调配中心（室）等。
（4）临床药学部分：临床药学室、资料室、计算机房、实验室等。
4. 座谈与讨论。

四、注意事项

1. 参观药学部(科)的学生必须遵守医院的规章制度，按照规定穿戴符合医院要求的服装，不许化妆、不许带任何饰物、不许染指甲，手机一律关闭。
2. 参观时，个人物品暂存于休息室内。因此，尽量减少个人携带大量物品，特别是不要携带贵重物品，以免丢失。

3. 参观过程中，服从带教老师的安排，不得干扰医院的正常工作，言语文明、礼貌，不得大声喧哗、议论，不得喝饮料。

4. 座谈讨论时，应文明礼貌，举手发言，语言简洁，不应涉及医院机密内容和个人隐私。

五、结果和讨论

1. 医院药学部(科)有哪些部门组成？各部门的主要工作职责和任务是什么？
2. 医院药学部(科)有哪些内部管理规章制度？
3. 医院药学部(科)的人员编配和主要职责有哪些？
4. 通过本次实训，讨论医院药学部(科)技术人员的职业素质要求有哪些？

实训二 处方类别及其审核练习

一、实训目的

1. 通过实训进一步掌握普通处方，麻醉药品、第一类精神药品处方，第二类精神药品处方，儿科处方，急诊处方间的异同点，能够熟练区分开五种处方。

2. 通过实训学会按照《处方管理办法》要求进行处方形式审核和用药适宜性审核，能识别出不合理处方，初步掌握处方审核要点。

二、实训准备

1. 准备空白普通处方，麻醉药品、第一类精神药品处方，第二类精神药品处方，儿科处方，急诊处方若干张。

2. 准备存在各种缺陷的普通处方、儿科处方若干张，达到每小组 40 张(每组 4人)。

3. 参照教材中"处方点评结果"制定不合理处方判定标准。

三、实训过程

1. 给每组分发空普通处方，麻醉药品、第一类精神药品处方，第二类精神药品处方，儿科处方，急诊处方各一张。让学生找出各类处方格式的异同点，形成书面报告。

2. 给每组分发存在各种缺陷的普通处方、儿科处方各 40 张，让学生充分讨论，挑出不合理处方，分析不合理原因。

3. 填写处方审核登记表。

填写处方审核统计表

不合理现象		处方张数	百分率
不规范处方	1）前记、正文、后记内容缺项，书写不规范或者字迹难以辨认		
	2）医师签名、签章不规范或者与签名、签章的留样不一致		
	3）药师未对处方进行适宜性审核		
	4）新生儿、婴幼儿处方未写明日、月龄		
	5）西药、中成药与中药饮片未分别开具处方		
	6）未使用药品规范名称开具处方		
	7）药品的剂量、规格、数量、单位等书写不规范或不清楚		
	8）用法、用量使用"遵医嘱"、"自用"等含糊不清字句		
	9）处方修改未签名并注明修改日期		
	10）药品超剂量使用未注明原因和再次签名		
	11）开具处方未写临床诊断或临床诊断书写不全		
	12）单张门急诊处方超过五种药品		
	13）无特殊情况下，超过处方限量		
	14）未按照抗菌药物临床应用管理规定开具抗菌药物处方		
用药不适宜处方			
超常处方			

四、注意事项

1. 向学生讲明处方"书写不规范"的含义，以便学生能准确把握审核不规范处方的重点。

2. 教师适当引导，帮助学生审核用药不适宜处方和超常处方。

五、结果和讨论

1. 处方调剂中，审核发现不合理处方，该如何处理？

2. 通过本次实训，发现处方不合理现象有什么规律？哪些现象最多？

3. 处方审核的重点、难点是什么？如何来提高处方审核技能？

实训三　药品分装练习

一、实训目的

通过实训让学生掌握药品分装的技巧及注意事项。

二、实训准备

1. 供分装的大包装片剂药品若干瓶，供分装的空白颗粒剂若干。

2. 片剂分装器、天平、分装药袋。

三、实训过程

1. 每两位学生一组，了解片剂分装器、天平的使用。

2. 仔细查对原包装药品的名称、数量、剂型、规格、出厂日期是否与计划分装的药袋相符；检查原包装药品质量及原包装上的有效期。

3. 在分装药袋上标明药品名称、规格、数量、分装日期、有效期等。

4. 分装药品。

5. 分装完成后，将分装药品按要求放在指定位置，进行分装清场，填写清场记录，并对分装容器清洁、消毒。

四、注意事项

1. 分装前，观察分装环境是否符合要求，是否有消毒设备及空气层流净化装置，是否执行了分装质量卫生操作规程。

2. 学生要严格按照卫生操作规程进行操作，不得在没有进行卫生防护的情况下分装。

五、结果和讨论

1. 为什么药品分装要在空气洁净度较高的环境内进行？

2. 药品分装时应注意哪些事项？

实训四 处方调配模拟练习

一、实训目的

通过实训，使学生能按照门诊药房西药调剂程序独立完成处方调配工作，能按要求核对发药，指导患者用药，并能热情、耐心地为患者提供用药咨询。

二、实训准备

1. 模拟药房内应具备医院门诊药房所需基本设施及药品。如处方所涉及的药品（含分装拆零药品）、药匙、小药袋、注射通知单等。

2. 西药处方若干张。

3. 每4位学生一组，分别扮演患者、前台、后台、医生角色进行协作配方调剂。

三、实训过程

1. 收方 患者将医生开具的处方交给前台调剂药师。

2. 审核 前台调剂药师对处方进行形式和用药适宜性审核。此阶段对专业知识和技能要求高，可以以前台调剂药师为主，集体讨论审核处方。就审核出的不合理处方与医生沟通，让医生修改。

3. 调配　前台将审核的合理处方交与后台调配药师，按调配规程进行调配。

4. 核对　后台调配师将调配好的药品和处方交付给前台调剂师按“四查十对”要求核对。在确定无误后，叫号发药。

5. 发药交待　前台调剂药师就每一种药物品的用法用量、注意事项向患者做详细交待。

6. 扮演病人角色的学生从患者角度对整个调剂过程进行评价　四位学生轮流交换角色，进行练习。

7. 点评　实训指导老师当场对调剂的各个环节进行点评。

四、注意事项

1. 模拟药房内可以备适量工具书：如《中国药典临床用药须知》、《新编药物学》，供学生实训过程中查询用。

2. 调剂药师要注意与患者、医生的沟通方式及技巧。

3. 调剂过程中，若发生调剂差错，应认真分析差错原因。

五、结果和讨论

1. 影响(西)药品调剂质量的因素有哪些？

2. 如何做好用药指导工作？

实训五　医院普通制剂室技能练习

一、实训目的

1. 通过见习，熟悉医院普通制剂室环境卫生管理要求，能使用制剂室的相关设备。

2. 熟悉普通制剂的制备操作流程，了解制剂质量检查的内容。

二、实训准备

1. 根据见习医院要求，将学生分组。

2. 医院普通制剂练习所需物品：

(1) 试药　药用氧化锌、药用升华硫细粉、樟脑、薄荷脑、甘油、乙醇(75%)、纯化水、亚铁氰化钾试液、稀盐酸、稀硫酸、0.1%硫酸铜溶液、硫氰酸汞铵试液、香草醛硫酸液、乙醇、0.025%甲基红的乙醇溶液、氨试液、氨-氯化铵缓冲液(pH = 10.0)、铬黑T指示剂、乙二胺四醋酸二钠液(0.05mol/L)。

(2) 仪器　可见-紫外分光光度计、100ml量瓶、研钵、试管。

三、实训过程

(一)普通制剂室环境卫生管理

1. 通过见习,对照《医疗机构制剂配制质量管理规范》,掌握对普通制剂室外环境、房屋结构和洁净室的要求,能划分一般区、控制区、洁净区。掌握制剂室"四分开"原则,即一般区与洁净区分开;配制、分装与贴签、包装分开;内服制剂与外用制剂分开;无菌制剂与其他制剂分开。

2. 能正确清洗制剂室所应用的仪器、量具、衡器等。

3. 能正确清洗制剂室的制水系统,并对储水管道以及输送泵等相关装置进行正确灭菌操作。

4. 了解洁净室的消毒标准操作,能严格按照消毒要求进行清洁操作,包括清洁工具的清洗,清洁结果符合验收标准。

(二)普通制剂室岗位操作管理

1. 通过见习,熟悉普通制剂室药物称量岗位的操作规程,包括药物的取放、称量器具的校对使用、剩余药物的处理、相关记录的填写等。

2. 熟悉领料、投料、配料岗位的操作规程。

3. 掌握药品贴签、包装岗位的操作步骤,学会剩余标签和包装的处理。

4. 熟悉普通制剂室清场交接班制度。

(三)医院普通制剂实训

洗剂是医院常见的普通制剂种类。一般系指含水、醇等溶剂的外用液体制剂,用作涂洗皮肤。按分散系统可分为溶液型、乳状液型及混悬液型。洗剂专供清洗或涂抹无破损皮肤用,具有局部麻醉、消毒、收敛、杀菌、保护及清洁作用。

根据不同的临床治疗要求,为了改善洗剂的稳定性、均匀性和渗透性,洗剂常添加多种附加剂,如:助悬剂羧甲基纤维素钠,甲基纤维素等;表面活性剂聚山梨酯类,聚氧乙烯烷基醚,OP 乳化剂等;增溶剂二甲亚砜,聚乙二醇等;并常加入适量甘油帮助药物颗粒混悬,增强制剂的黏滞度,亦使皮肤能保持一定的湿度;加醇除可增进某些药物的溶解度外,并可在局部应用时挥发、吸热,起到凉爽作用。

1. 制法 由于洗剂的类型不同,其制备方法亦不同。

(1)溶液型洗剂 按溶解法配制。

(2)混悬液型洗剂 如含有不溶性亲水性药物时,应先研细过六号筛,再用加液研磨法配制;如含有疏水性药物时,应先用乙醇、甘油等湿润,或酌加适当的助悬剂,然后再用加液研磨法配制。

(3)乳状液型洗剂 按油相、水相或混合相加至乳化剂中,研磨成初乳,再加药物及水稀释,振摇或研磨成乳状液。

2. 小儿痱子洗剂的制备及质量检查　本品含氧化锌（ZnO）应为9.0%～11.0%（g/ml）。

【处方】
氧化锌	100g
升华硫	20g
樟脑	3g
薄荷脑	1g
甘油	100ml
乙醇（75%）	200ml
纯化水　　加至	1000ml

【制法】取氧化锌、升华硫细粉，混匀，加甘油及适量纯化水搅拌成糊状。另取樟脑、薄荷脑，加乙醇（75%）溶解后，缓缓以细流倾入糊状物中，边加边搅拌，再加水使成1000ml，搅匀，即得。

【性状】本品为类白色混悬液，有樟脑与薄荷脑的特臭。

【鉴别】

（1）锌盐　取本品适量加稀盐酸溶液，使氧化锌溶解，过滤，滤液显锌盐的鉴别反应。

① 取供试品溶液，加亚铁氰化钾试液，即生成白色沉淀；分离，沉淀在稀盐酸中不溶解。

② 取供试品溶液，以稀硫酸酸化，加0.1%硫酸铜溶液1滴及硫氰酸汞铵试液数滴，即生成紫色沉淀。

（2）升华硫　取氧化锌鉴别项下过滤后的滤渣，用乙醇洗涤后，置瓷皿中灼烧，即产生二氧化硫的刺激性臭气，能使湿润的蓝色石蕊试纸变红。

（3）樟脑与薄荷脑

① 取本品5ml，置200ml量瓶中，加乙醇稀释至刻度，摇匀，照分光光度法，在230～350nm波长范围内测定吸收值，在289nm处有最大吸收，其吸收度约为0.53。

② 取本品1滴，加香草醛硫酸液（1→100）2滴，显紫红色。

【含量测定】氯化锌：将本品振摇后精密量取5ml，置100ml量瓶中，加稀盐酸25ml使其溶解，加水稀释至刻度，摇匀，用干燥滤纸过滤，弃去初滤液；精密量取续滤液5ml，加水5ml与0.025%甲基红的乙醇溶液1滴，滴加氨试液至溶液显微黄色，加氨－氯化铵缓冲液（pH=10.0）5ml，铬黑T指示剂少许，用乙二胺四醋酸二钠液（0.05mol/L）滴定至溶液由紫红色转变为纯蓝色，即得。每1ml的乙二胺四醋酸二钠液（0.05mol/L）相当于4.069mg的ZnO。

【作用与用途】止痒、抑菌、收敛。用于小儿痱子。

【用法与用量】外用，局部涂抹。

【注意】本品忌用于糜烂或渗出性皮损患处。6个月以下的婴儿亦不宜使用。

【贮藏】密闭，在阴凉处保存。

四、注意事项

1. 溶液型洗剂应澄清透明，无沉淀，无颗粒或异物；混悬液型洗剂所含药物粉末应细，成品振摇后，容易分散均匀，不应有结块及粘瓶现象；乳状液型洗剂成品的分散相粒子要均匀，有适宜的黏度，在一定的温度下稳定、无分层、无微生物生长及酸败现象。

2. 洗剂（尤其是混悬液型）一般不用于破损的创面，以免结痂或引起继发性病变。

3. 洗剂分装和使用时，需先振摇均匀。

4. 洗剂一般密闭、遮光保存，遇光易变质者尤其需要注意。

五、结果和讨论

1. 制备医院普通制剂应具备哪些条件？

2. 小儿痱子洗剂按分散体系属于哪一类液体药剂？

实训六 医院药品库技能练习

一、实训目的

1. 通过医院药品入库验收模拟练习，掌握药库设置与分类，掌握药库管理的一般程序与规章制度。

2. 掌握药品一般养护措施，熟悉药品出库复核的基本操作程序和要求，熟悉药品验收的基本操作程序和要求。

二、实训准备

1. 模拟药库药品验收入库，准备基本设施及药品，如药品入库通知单、入库验收记录单、色标等。

2. 各类药品库的模拟容器，如常温库容器、阴凉库容器、冷藏库容器。

3. 一般药品、特殊药品若干。

4. 每4位学生一组，分别扮演药库管理人员进行药品验收入库。

三、实训过程

1. **数量验收** 对照药品入库通知单上所列的供货单位、药品名称、规格、生产厂家及数量是否相符，填写入库验收记录单。

2. **包装验收** 仔细检查药品内、外包装是否符合药用规格标准，是否完整无损，填写入库验收记录单。外包装不合格的药品移至待检区。

3. **质量验收** 药品性状验收。主要以人的感觉器官来检验药品的性状、色、臭、味。填写入库验收记录单。

4. **入库存放**　根据药品验收情况，依据药品性质将实训用药品分别放入常温库容器、阴凉库容器、冷藏库容器的相应位置，并以色标标记出合格区、待检区。

四、注意事项

1. 验收不合格的药品拒绝入库。
2. 验收人员对入库药品验收后，签名负责。
3. 验收过程中若发生差错，应认真分析差错原因。

五、结果和讨论

1. 药品标签应标注的内容有哪些？
2. 验收不合格的药品应如何处理？

实训七　合理用药指导技能练习

一、实训目的

1. 通过合理用药指导技能训练，掌握合理用药指导的一般内容，熟悉用药中经常出现的不合理情况。
2. 在药师的指导下，能够判断处方中药物使用是否合理。

二、实训准备

临床用药病例4例，具体如下：

1. 患者，男，18个月，诊断为上呼吸道感染。处方：①小儿速效感冒颗粒剂 10 包，每次 1/2 包，每日 3 次，口服。②布洛芬片 0.1g×3 片，每次 1/3 片，每日 3 次，口服。③复方小儿退热栓 3 粒，每次 1 粒，肛内给药，必要时用。

2. 患者，女，45 岁，确诊为高血压。处方：①尼群地平片 10mg×24 片，每次 20mg，每日 3 次，口服。②尼莫地平片 30mg×24 片，每次 30mg，每日 3 次，口服。

3. 患者，女，35 岁，诊断为淋病性阴道炎。处方：①头孢克肟颗粒 50mg×30 袋，每次 100mg，每日 2 次，口服。②美他环素胶囊，0.1g×72 片，每次 0.3g，每日 2 次，口服。

4. 患者，男，56 岁，诊断为急性血行播散性肺结核。处方：①异烟肼片 0.1g×100 片，每次 0.1g，每日 3 次，口服。②头孢克肟片 0.1g×30 片，每次 0.1g，每日 2 次，口服。③枸橼酸喷托维林片 25mg×100 片，每次 50mg，每日 3 次，口服。

三、实训过程

1. 复习合理用药的内容。
2. 仔细阅读病例中的药物治疗，分析讨论各个病例中用药是否合理。

四、注意事项

1. 复方小儿退热栓主要成分为对乙酰氨基酚。小儿速效感冒颗粒剂含对乙酰氨基酚、人工牛黄、马来酸氯苯那敏、咖啡因等成分。

2. 头孢克肟为细菌繁殖期杀菌剂，美他环素属于四环素类，属于静止期抑菌剂。

3. 每个病例至多一处违反不合理用药原则，请勿寻找多处。

五、结果和讨论

请指出每个病例的药物治疗是否合理？如果不合理，请指出原因。

实训八 药学服务模拟练习

一、实训目的

1. 掌握药学服务的内容及目的。

2. 熟悉药学服务的流程及应具备的素质。

3. 熟练运用所学知识为患者实施药学服务。

二、实训准备

1. 全班分组，每6人1大组，设组长1名。每2人1小组根据教师讲解项目进行实训。

2. 每小组同学轮流扮演角色完成下列实训内容。

3. 由大组组长和教师共同评价同学实训完成情况，给出考核评分。

4. 教师总评，指出问题并作示范。

三、实训过程

（一）进行药物咨询工作

主动为某高血压患者介绍降压药服用的方法，完成药学咨询。

1. 自我介绍

药师：您好，我是咨询药师，想占用一点时间跟您谈谈如何合理使用这种药物（手指患者的药物）。您了解这种药物吗？

患者：医生说我血压高，吃这种药可以降低血压。

2. 药品说明（侧重于安全性和有效性内容）

药师：是的，这是一种长效降压药，该药每天清晨服用一次，可以维持24小时的降压作用。有些患者服用该药期间可能会发生不良反应，常见的不良反应有头痛、脚踝水肿以及呼吸道感染。您在服药期间一旦发生这些不良反应，或有其他异常情况出现，应该马上咨询医师或药师。由于药物与药物之间会发生相互作用，请告诉我您还在服用哪些药物，包括您在药店购买的非处方药物……

　　3. 利用书面材料

　　药师：这是一份有关该药合理使用的宣传资料，这上面提到的内容，都是患者在用药中常遇到的问题。请带回去好好阅读一下，对您的用药会有帮助。

　　4. 进一步问询和聆听

　　药师：您还有什么问题或不清楚的吗？

　　患者：我有一个问题，服用该药一定要在清晨吗？我能在睡前服吗？

　　药师：医学研究表明，清晨血压呈现持续上升趋势，上午 6 ~ 10 时达到高峰；然后逐渐下降，到下午 3 时左右再次升高，随着夜幕降临，血压再次降低，入睡后呈持续下降趋势，午夜后至觉醒前这段时间，血压又有少许波动，但总的趋势是低平的。晚上用药，会使夜间血压下降得更为明显，严重时可诱发脑梗死。所以，一般不主张在睡前服用降压药。长效降压药每日只服用一次，宜清晨醒后即服用。经研究发现，这种服用方法能使白天的血压得到良好的控制，又不使夜间的血压过度下降。起到稳定 24 小时血压的目的。

　　5. 结束谈话（强调用药的依从性）

　　药师：您要知道，抗高血压药物也叫做"维持药"。意思是您要坚持服药，定期来取药，即使在您认为不需要用药的时候，也要坚持用药，只有这样才能很好地使血压稳定、达标。

（二）指导患者在服药时如何计算剂量

　　5 岁患儿，因上呼吸道感染，使用头孢羟氨苄胶囊。每粒标示量为 0.25g，儿童常用量按每次 15 ~ 20mg/kg 计算，1 日 2 次。若患儿体重 25kg，那么，每次的服用剂量是多少？

（三）解决患者纠纷问题

　　患者购买复方氢氧化铝片 35mg×100 片，发现盒内数量与包装不符，要求退药，并赔偿因此造成的误工费用、交通费用等。

（四）药学服务实施过程模拟

　　为心绞痛患者设计全程化药学服务实施过程。

四、结果和讨论

1. 对于患者提出的退药要求，下列哪些理由是合理的？
(1) 患者服用后出现严重不良反应。
(2) 患者发现其他药店价格更低，要求退药。
(3) 患者认为药品不适合自己使用。
(4) 药师推荐药品不合理。
(5) 患者所购药品超过保质期或规格与说明不符。
2. 全程化药学服务需要哪些人员参与，各自职责是什么？

附　　录

附录一　医疗机构药品监督管理办法（试行）

各省、自治区、直辖市食品药品监督管理局（药品监督管理局），新疆生产建设兵团食品药品监督管理局：

为加强医疗机构药品监督管理，健全药品质量保证体系，强化医疗机构药品质量意识，保障人民群众用药安全，依据《中华人民共和国药品管理法》、《中华人民共和国药品管理法实施条例》，国家食品药品监督管理局制定了《医疗机构药品监督管理办法（试行）》，现予印发，请遵照执行。

国家食品药品监督管理局

2011 年 10 月 11 日

第一章　总　则

第一条　为加强医疗机构药品质量监督管理，保障人体用药安全、有效，依据《中华人民共和国药品管理法》（以下简称《药品管理法》）、《中华人民共和国药品管理法实施条例》（以下简称《药品管理法实施条例》）等法律法规，制定本办法。

第二条　本办法适用于中华人民共和国境内医疗机构药品质量的监督管理，医疗机构购进、储存、调配及使用药品均应当遵守本办法。

第三条　国家食品药品监督管理局主管全国医疗机构药品质量监督管理工作，地方各级药品监督管理部门主管本行政区域内医疗机构药品质量监督管理工作。

第四条　医疗机构应当建立健全药品质量管理体系，完善药品购进、验收、储存、养护、调配及使用等环节的质量管理制度，做好质量跟踪工作，并明确各环节中工作人员的岗位责任。

医疗机构应当有专门的部门负责药品质量的日常管理工作；未设专门部门的，应当指定专人负责药品质量管理。

第五条　医疗机构应当向所在地药品监督管理部门提交药品质量管理年度自查报告，自查报告应当包括以下内容：

（一）药品质量管理制度的执行情况；

（二）医疗机构制剂配制的变化情况；

（三）接受药品监督管理部门的监督检查及整改落实情况；

（四）对药品监督管理部门的意见和建议。

自查报告应当在本年度 12 月 31 日前提交。

第二章　药品购进和储存

第六条　医疗机构必须从具有药品生产、经营资格的企业购进药品。

医疗机构使用的药品应当按照规定由专门部门统一采购，禁止医疗机构其他科室和医务人员自行采购。

医疗机构因临床急需进口少量药品的，应当按照《药品管理法》及其实施条例的有关规定办理。

第七条　医疗机构购进药品，应当查验供货单位的《药品生产许可证》或者《药品经营许可证》和《营业执照》、所销售药品的批准证明文件等相关证明文件，并核实销售人员持有的授权书原件和身份证原件。

医疗机构应当妥善保存首次购进药品加盖供货单位原印章的前述证明文件的复印件，保存期不得少于 5 年。

第八条　医疗机构购进药品时应当索取、留存供货单位的合法票据，并建立购进记录，做到票、账、货相符。合法票据包括税票及详细清单，清单上必须载明供货单位名称、药品名称、生产厂商、批号、数量、价格等内容，票据保存期不得少于 3 年。

第九条　医疗机构必须建立和执行进货验收制度，购进药品应当逐批验收，并建立真实、完整的药品验收记录。

医疗机构接受捐赠药品、从其他医疗机构调入急救药品也应当遵守前款规定。

第十条　药品验收记录应当包括药品通用名称、生产厂商、规格、剂型、批号、生产日期、有效期、批准文号、供货单位、数量、价格、购进日期、验收日期、验收结论等内容。

验收记录必须保存至超过药品有效期 1 年，但不得少于 3 年。

第十一条　医疗机构应当建立健全中药饮片采购制度，按照国家有关规定购进中药饮片。

第十二条　医疗机构应当有专用的场所和设施、设备储存药品。药品的存放应当符合药品说明书标明的条件。

医疗机构需要在急诊室、病区护士站等场所临时存放药品的，应当配备符合药品存放条件的专柜。有特殊存放要求的，应当配备相应设备。

第十三条　医疗机构储存药品，应当按照药品属性和类别分库、分区、分垛存放，并实行色标管理。药品与非药品分开存放；中药饮片、中成药、化学药品分别储存、分类存放；过期、变质、被污染等药品应当放置在不合格库（区）。

第十四条　医疗机构应当制定和执行药品保管、养护管理制度，并采取必要的控温、防潮、避光、通风、防火、防虫、防鼠、防污染等措施，保证药品质量。

第十五条　医疗机构应当配备药品养护人员，定期对储存药品进行检查和养护，监测和记录储存区域的温湿度，维护储存设施设备，并建立相应的养护档案。

第十六条　医疗机构应当建立药品效期管理制度。药品发放应当遵循"近效期先出"的原则。

第十七条 麻醉药品、精神药品、医疗用毒性药品、放射性药品应当严格按照相关行政法规的规定存放，并具有相应的安全保障措施。

第三章 药品调配和使用

第十八条 医疗机构应当配备与药品调配和使用相适应的、依法经资格认定的药学技术人员负责处方的审核、调配工作。

第十九条 医疗机构用于调配药品的工具、设施、包装用品以及调配药品的区域，应当符合卫生要求及相应的调配要求。

第二十条 医疗机构应当建立最小包装药品拆零调配管理制度，保证药品质量可追溯。

第二十一条 医疗机构配制的制剂只能供本单位使用。未经省级以上药品监督管理部门批准，医疗机构不得使用其他医疗机构配制的制剂，也不得向其他医疗机构提供本单位配制的制剂。

第二十二条 医疗机构应当加强对使用药品的质量监测。发现假药、劣药的，应当立即停止使用、就地封存并妥善保管，及时向所在地药品监督管理部门报告。在药品监督管理部门作出决定之前，医疗机构不得擅自处理。

医疗机构发现存在安全隐患的药品，应当立即停止使用，并通知药品生产企业或者供货商，及时向所在地药品监督管理部门报告。需要召回的，医疗机构应当协助药品生产企业履行药品召回义务。

第二十三条 医疗机构不得采用邮售、互联网交易、柜台开架自选等方式直接向公众销售处方药。

第二十四条 医疗机构应当逐步建立覆盖药品购进、储存、调配、使用全过程质量控制的电子管理系统，实现药品来源可追溯、去向可查清，并与国家药品电子监管系统对接。

第二十五条 医疗机构应当每年组织直接接触药品人员进行健康检查，并建立健康档案。患有传染病或者其他可能污染药品的疾病的，不得从事直接接触药品的工作。

第二十六条 医疗机构应当定期组织从事药品购进、保管、养护、验收、调配、使用的人员参加药事法规和药学专业知识的培训，并建立培训档案。

第四章 监督检查

第二十七条 药品监督管理部门应当对医疗机构药品购进、储存、调配和使用质量情况进行监督检查，并建立医疗机构监督检查档案。

监督检查情况和处理结果应当形成书面记录，由监督检查人员签字后反馈被检查单位。对检查中发现的问题需要其他部门处理的，应当及时移送。

第二十八条 医疗机构应当积极配合药品监督管理部门依法对药品购进、储存、调配和使用质量情况进行监督检查，如实提供与被检查事项有关的物品和记录、凭证以及医学文书等资料，不得拒绝和隐瞒。

第二十九条 药品监督管理部门应当加强对医疗机构药品的监督抽验。

国家或者省级药品监督管理部门应当定期发布公告，公布对医疗机构药品质量的抽查检验结果。

对质量抽验结果有异议的，其复验程序按照相关规定执行。

第三十条 药品监督管理部门应当根据实际情况建立医疗机构药品质量管理信用档案，记录日常监督检查结果、违法行为查处等情况。

第三十一条 药品监督管理部门接到有关医疗机构药品质量方面的咨询、投诉、举报，应当及时受理，并进行核实、答复、处理；对不属于本部门职责的，应当书面通知并移交有关部门处理。

第三十二条 药品监督管理部门可以根据医疗机构药品质量管理年度自查报告、日常监督检查情况、不良信用记录以及人民群众的投诉、举报情况，确定若干重点监督检查单位，相应增加对其进行监督检查的频次，加大对其使用药品的质量抽验力度。

第五章　法律责任

第三十三条 违反本办法第六条第一款规定，从无《药品生产许可证》、《药品经营许可证》的企业购进药品的，由药品监督管理部门按照《药品管理法》第八十条规定处罚。

对违反本办法第六条第二款规定，医疗机构其他科室和医务人员自行采购药品的，责令医疗机构给予相应处理；确认为假劣药品的，按照《药品管理法》有关规定予以处罚。

第三十四条 违反本办法第十二条第一款规定，不按要求储存疫苗的，按照《疫苗流通和预防接种管理条例》第六十四条规定处罚。

第三十五条 违反本办法第二十一条的规定，擅自使用其他医疗机构配制的制剂的，按照《药品管理法》第八十条规定处罚；未经批准向其他医疗机构提供本单位配制的制剂的，按照《药品管理法》第八十四条规定处罚。

第三十六条 违反本办法第二十二条的规定，擅自处理假劣药品或者存在安全隐患的药品的，由药品监督管理部门责令限期追回；情节严重的，向社会公布。

第三十七条 违反本办法第二十三条规定，采用邮售、互联网交易、柜台开架自选等方式直接向公众销售处方药的，按照《药品流通监督管理办法》第四十二条规定处罚。

第三十八条 违反本办法有关规定，且隐瞒事实，不如实提供与被检查事项有关的物品和记录、凭证以及医学文书等资料，阻碍或者拒绝接受监督检查的，依照《药品管理法实施条例》第七十九条的规定从重处罚。

第三十九条 医疗机构有下列情形之一的，由药品监督管理部门要求其限期整改，逾期不改的，记入医疗机构药品质量管理信用档案，并定期向社会公布：

（一）未按照本办法第四条第一款规定建立质量管理制度的；

（二）未按照本办法第五条规定提交药品质量管理年度自查报告的；

（三）未按照本办法第七条第一款、第八条规定索证、索票查验的；

（四）未按照本办法第九条、第十条规定对购进的药品进行验收，做好验收记录的；

（五）未按照本办法第十一条规定建立中药饮片采购制度，违反国家有关规定购进中药饮片的；

（六）未按照本办法第十二条、第十三条规定储存药品的；

（七）未按照本办法第十四条、第十五条规定养护药品的；

（八）未按照本办法第十六条规定建立和执行药品效期管理制度的；

（九）未按照本办法第十八条规定配备人员的；

（十）未按照本办法第十九条规定执行的；

（十一）未按照本办法第二十条规定建立最小包装药品拆零调配管理制度并执行的。

第四十条 药品监督管理部门应当加强对本部门工作人员的教育、培训和管理，督促其正确履职。凡不履行本办法规定的职责或者滥用职权、玩忽职守、徇私舞弊的，均应当依法对直接负责的主管人员和其他直接责任人员给予相应行政处分；涉嫌犯罪的，移送司法机关处理。

第六章 附 则

第四十一条 省、自治区、直辖市药品监督管理部门可以结合本地实际情况，根据本办法的规定制定实施细则。

第四十二条 本办法自发布之日起施行。

附录二 麻醉药品、精神药品处方管理规定

（2005 年 11 月 14 日卫生部医发［2005］436 号）

一、为加强麻醉药品、精神药品处方开具、使用、保存管理，保证正常医疗需要，防止流入非法渠道，根据《麻醉药品和精神药品管理条例》和《处方管理办法（试行）》，制定本规定。

二、开具麻醉药品、精神药品使用专用处方。

三、具有处方权的医师在为患者首次开具麻醉药品、第一类精神药品处方时，应当亲自诊查患者，为其建立相应的病历，留存患者身份证明复印件，要求其签署《知情同意书》。病历由医疗机构保管。

四、麻醉药品注射剂仅限于医疗机构内使用，或者由医疗机构派医务人员出诊至患者家中使用。

五、医疗机构应当要求使用麻醉药品非注射剂型和第一类精神药品的患者每 4 个月复诊或者随诊 1 次。

六、麻醉药品非注射剂型和第一类精神药品需要带出医疗机构外使用时，具有处方权的医师在患者或者其代办人出示下列材料后方可开具麻醉药品、第一类精神药品处方：

（一）二级以上医院开具的诊断证明；

（二）患者户籍簿、身份证或者其他相关身份证明；

（三）代办人员身份证明。

医疗机构应当在患者门诊病历中留存代办人员身份证明复印件。

七、麻醉药品、精神药品处方格式由3部分组成：

（一）前记：医疗机构名称、处方编号、患者姓名、性别、年龄、身份证明编号、门诊病历号、代办人姓名、性别、年龄、身份证名编号、科别、开具日期等，并可添列专科要求的项目。

（二）正文：病情及诊断；以Rp或者R标示，分列药品名称、规格、数量、用法用量。

（三）后记：医师签章、药品金额以及审核、调配、核对、发药的药学专业技术人员签名。

八、麻醉药品和第一类精神药品处方的印刷用纸为淡红色，处方右上角分别标注"麻"、"精一"；第二类精神药品处方的印刷用纸为白色，处方右上角标注"精二"。

九、麻醉药品、精神药品处方由医疗机构按照规定的样式统一印制。

十、麻醉药品、第一类精神药品注射剂处方为1次用量；其他剂型处方不得超过3日用量；控缓释制剂处方不得超过7日用量。

十一、第二类精神药品处方一般不得超过7日用量；对于某些特殊情况，处方用量可适当延长，但医师应当注明理由。

十二、为癌痛、慢性中、重度非癌痛患者开具的麻醉药品、第一类精神药品注射剂处方不得超过3日用量；其他剂型处方不得超过7日用量。

十三、对于需要特别加强管制的麻醉药品，盐酸二氢埃托啡处方为1次用量，药品仅限于二级以上医院内使用；盐酸哌替啶处方为1次用量，药品仅限于医疗机构内使用。

十四、麻醉药品处方至少保存3年，精神药品处方至少保存2年。

附录三　抗菌药物临床应用管理办法

（中华人民共和国卫生部令第84号）

第一章　总　　则

第一条　为加强医疗机构抗菌药物临床应用管理，规范抗菌药物临床应用行为，提高抗菌药物临床应用水平，促进临床合理应用抗菌药物，控制细菌耐药，保障医疗质量和医疗安全，根据相关卫生法律法规，制定本办法。

第二条　本办法所称抗菌药物是指治疗细菌、支原体、衣原体、立克次体、螺旋体、真菌等病原微生物所致感染性疾病病原的药物，不包括治疗结核病、寄生虫病和各种病毒所致感染性疾病的药物以及具有抗菌作用的中药制剂。

第三条 卫生部负责全国医疗机构抗菌药物临床应用的监督管理。

县级以上地方卫生行政部门负责本行政区域内医疗机构抗菌药物临床应用的监督管理。

第四条 本办法适用于各级各类医疗机构抗菌药物临床应用管理工作。

第五条 抗菌药物临床应用应当遵循安全、有效、经济的原则。

第六条 抗菌药物临床应用实行分级管理。根据安全性、疗效、细菌耐药性、价格等因素，将抗菌药物分为三级：非限制使用级、限制使用级与特殊使用级。具体划分标准如下：

（一）非限制使用级抗菌药物是指经长期临床应用证明安全、有效，对细菌耐药性影响较小，价格相对较低的抗菌药物；

（二）限制使用级抗菌药物是指经长期临床应用证明安全、有效，对细菌耐药性影响较大，或者价格相对较高的抗菌药物；

（三）特殊使用级抗菌药物是指具有以下情形之一的抗菌药物：

1. 具有明显或者严重不良反应，不宜随意使用的抗菌药物；

2. 需要严格控制使用，避免细菌过快产生耐药的抗菌药物；

3. 疗效、安全性方面的临床资料较少的抗菌药物；

4. 价格昂贵的抗菌药物。

抗菌药物分级管理目录由各省级卫生行政部门制定，报卫生部备案。

第二章 组织机构和职责

第七条 医疗机构主要负责人是本机构抗菌药物临床应用管理的第一责任人。

第八条 医疗机构应当建立本机构抗菌药物管理工作制度。

第九条 医疗机构应当设立抗菌药物管理工作机构或者配备专（兼）职人员负责本机构的抗菌药物管理工作。

二级以上的医院、妇幼保健院及专科疾病防治机构（以下简称二级以上医院）应当在药事管理与药物治疗学委员会下设立抗菌药物管理工作组。抗菌药物管理工作组由医务、药学、感染性疾病、临床微生物、护理、医院感染管理等部门负责人和具有相关专业高级技术职务任职资格的人员组成，医务、药学等部门共同负责日常管理工作。

其他医疗机构设立抗菌药物管理工作小组或者指定专（兼）职人员，负责具体管理工作。

第十条 医疗机构抗菌药物管理工作机构或者专（兼）职人员的主要职责是：

（一）贯彻执行抗菌药物管理相关的法律、法规、规章，制定本机构抗菌药物管理制度并组织实施；

（二）审议本机构抗菌药物供应目录，制定抗菌药物临床应用相关技术性文件，并组织实施；

（三）对本机构抗菌药物临床应用与细菌耐药情况进行监测，定期分析、评估、上报监测数据并发布相关信息，提出干预和改进措施；

（四）对医务人员进行抗菌药物管理相关法律、法规、规章制度和技术规范培训，组织对患者合理使用抗菌药物的宣传教育。

第十一条　二级以上医院应当设置感染性疾病科，配备感染性疾病专业医师。

感染性疾病科和感染性疾病专业医师负责对本机构各临床科室抗菌药物临床应用进行技术指导，参与抗菌药物临床应用管理工作。

第十二条　二级以上医院应当配备抗菌药物等相关专业的临床药师。

临床药师负责对本机构抗菌药物临床应用提供技术支持，指导患者合理使用抗菌药物，参与抗菌药物临床应用管理工作。

第十三条　二级以上医院应当根据实际需要，建立符合实验室生物安全要求的临床微生物室。

临床微生物室开展微生物培养、分离、鉴定和药物敏感试验等工作，提供病原学诊断和细菌耐药技术支持，参与抗菌药物临床应用管理工作。

第十四条　卫生行政部门和医疗机构加强涉及抗菌药物临床应用管理的相关学科建设，建立专业人才培养和考核制度，充分发挥相关专业技术人员在抗菌药物临床应用管理工作中的作用。

第三章　抗菌药物临床应用管理

第十五条　医疗机构应当严格执行《处方管理办法》、《医疗机构药事管理规定》、《抗菌药物临床应用指导原则》、《国家处方集》等相关规定及技术规范，加强对抗菌药物遴选、采购、处方、调剂、临床应用和药物评价的管理。

第十六条　医疗机构应当按照省级卫生行政部门制定的抗菌药物分级管理目录，制定本机构抗菌药物供应目录，并向核发其《医疗机构执业许可证》的卫生行政部门备案。医疗机构抗菌药物供应目录包括采购抗菌药物的品种、品规。未经备案的抗菌药物品种、品规，医疗机构不得采购。

第十七条　医疗机构应当严格控制本机构抗菌药物供应目录的品种数量。同一通用名称抗菌药物品种，注射剂型和口服剂型各不得超过2种。具有相似或者相同药理学特征的抗菌药物不得重复列入供应目录。

第十八条　医疗机构确因临床工作需要，抗菌药物品种和品规数量超过规定的，应当向核发其《医疗机构执业许可证》的卫生行政部门详细说明原因和理由；说明不充分或者理由不成立的，卫生行政部门不得接受其抗菌药物品种和品规数量的备案。

第十九条　医疗机构应当定期调整抗菌药物供应目录品种结构，并于每次调整后15个工作日内向核发其《医疗机构执业许可证》的卫生行政部门备案。调整周期原则上为2年，最短不得少于1年。

第二十条　医疗机构应当按照国家药品监督管理部门批准并公布的药品通用名称购进抗菌药物，优先选用《国家基本药物目录》、《国家处方集》和《国家基本医疗保险、工伤保险和生育保险药品目录》收录的抗菌药物品种。

基层医疗卫生机构只能选用基本药物（包括各省区市增补品种）中的抗菌药物品种。

第二十一条　医疗机构抗菌药物应当由药学部门统一采购供应，其他科室或者部门不得从事抗菌药物的采购、调剂活动。临床上不得使用非药学部门采购供应的抗菌药物。

第二十二条　因特殊治疗需要，医疗机构需使用本机构抗菌药物供应目录以外抗菌药物的，可以启动临时采购程序。临时采购应当由临床科室提出申请，说明申请购入抗菌药物名称、剂型、规格、数量、使用对象和使用理由，经本机构抗菌药物管理工作组审核同意后，由药学部门临时一次性购入使用。

医疗机构应当严格控制临时采购抗菌药物品种和数量，同一通用名抗菌药物品种启动临时采购程序原则上每年不得超过 5 例次。如果超过 5 例次，应当讨论是否列入本机构抗菌药物供应目录。调整后的抗菌药物供应目录总品种数不得增加。

医疗机构应当每半年将抗菌药物临时采购情况向核发其《医疗机构执业许可证》的卫生行政部门备案。

第二十三条　医疗机构应当建立抗菌药物遴选和定期评估制度。

医疗机构遴选和新引进抗菌药物品种，应当由临床科室提交申请报告，经药学部门提出意见后，由抗菌药物管理工作组审议。

抗菌药物管理工作组三分之二以上成员审议同意，并经药事管理与药物治疗学委员会三分之二以上委员审核同意后方可列入采购供应目录。

抗菌药物品种或者品规存在安全隐患、疗效不确定、耐药率高、性价比差或者违规使用等情况的，临床科室、药学部门、抗菌药物管理工作组可以提出清退或者更换意见。清退意见经抗菌药物管理工作组二分之一以上成员同意后执行，并报药事管理与药物治疗学委员会备案；更换意见经药事管理与药物治疗学委员会讨论通过后执行。

清退或者更换的抗菌药物品种或者品规原则上 12 个月内不得重新进入本机构抗菌药物供应目录。

第二十四条　具有高级专业技术职务任职资格的医师，可授予特殊使用级抗菌药物处方权；具有中级以上专业技术职务任职资格的医师，可授予限制使用级抗菌药物处方权；具有初级专业技术职务任职资格的医师，在乡、民族乡、镇、村的医疗机构独立从事一般执业活动的执业助理医师以及乡村医生，可授予非限制使用级抗菌药物处方权。药师经培训并考核合格后，方可获得抗菌药物调剂资格。

二级以上医院应当定期对医师和药师进行抗菌药物临床应用知识和规范化管理的培训。医师经本机构培训并考核合格后，方可获得相应的处方权。

其他医疗机构依法享有处方权的医师、乡村医生和从事处方调剂工作的药师，由县级以上地方卫生行政部门组织相关培训、考核。经考核合格的，授予相应的抗菌药物处方权或者抗菌药物调剂资格。

第二十五条　抗菌药物临床应用知识和规范化管理培训和考核内容应当包括：

（一）《药品管理法》、《执业医师法》、《抗菌药物临床应用管理办法》、《处方管理办法》、《医疗机构药事管理规定》、《抗菌药物临床应用指导原则》、《国家基本药物处方集》、《国家处方集》和《医院处方点评管理规范（试行）》等相关法律、法规、规章和规范性文件；

（二）抗菌药物临床应用及管理制度；

（三）常用抗菌药物的药理学特点与注意事项；

（四）常见细菌的耐药趋势与控制方法；

（五）抗菌药物不良反应的防治。

第二十六条　医疗机构和医务人员应当严格掌握使用抗菌药物预防感染的指证。预防感染、治疗轻度或者局部感染应当首选非限制使用级抗菌药物；严重感染、免疫功能低下合并感染或者病原菌只对限制使用级抗菌药物敏感时，方可选用限制使用级抗菌药物。

第二十七条　严格控制特殊使用级抗菌药物使用。特殊使用级抗菌药物不得在门诊使用。

临床应用特殊使用级抗菌药物应当严格掌握用药指证，经抗菌药物管理工作组指定的专业技术人员会诊同意后，由具有相应处方权医师开具处方。

特殊使用级抗菌药物会诊人员由具有抗菌药物临床应用经验的感染性疾病科、呼吸科、重症医学科、微生物检验科、药学部门等具有高级专业技术职务任职资格的医师、药师或具有高级专业技术职务任职资格的抗菌药物专业临床药师担任。

第二十八条　因抢救生命垂危的患者等紧急情况，医师可以越级使用抗菌药物。越级使用抗菌药物应当详细记录用药指证，并应当于 24 小时内补办越级使用抗菌药物的必要手续。

第二十九条　医疗机构应当制定并严格控制门诊患者静脉输注使用抗菌药物比例。

村卫生室、诊所和社区卫生服务站使用抗菌药物开展静脉输注活动，应当经县级卫生行政部门核准。

第三十条　医疗机构应当开展抗菌药物临床应用监测工作，分析本机构及临床各专业科室抗菌药物使用情况，评估抗菌药物使用适宜性；对抗菌药物使用趋势进行分析，对抗菌药物不合理使用情况应当及时采取有效干预措施。

第三十一条　医疗机构应当根据临床微生物标本检测结果合理选用抗菌药物。临床微生物标本检测结果未出具前，医疗机构可以根据当地和本机构细菌耐药监测情况经验选用抗菌药物，临床微生物标本检测结果出具后根据检测结果进行相应调整。

第三十二条　医疗机构应当开展细菌耐药监测工作，建立细菌耐药预警机制，并采取下列相应措施：

（一）主要目标细菌耐药率超过 30% 的抗菌药物，应当及时将预警信息通报本机构医务人员；

（二）主要目标细菌耐药率超过 40% 的抗菌药物，应当慎重经验用药；

（三）主要目标细菌耐药率超过 50% 的抗菌药物，应当参照药敏试验结果选用；

（四）主要目标细菌耐药率超过 75% 的抗菌药物，应当暂停针对此目标细菌的临床应用，根据追踪细菌耐药监测结果，再决定是否恢复临床应用。

第三十三条　医疗机构应当建立本机构抗菌药物临床应用情况排名、内部公示和报告制度。

医疗机构应当对临床科室和医务人员抗菌药物使用量、使用率和使用强度等情况进行排名并予以内部公示；对排名后位或者发现严重问题的医师进行批评教育，情况严重的予以通报。

医疗机构应当按照要求对临床科室和医务人员抗菌药物临床应用情况进行汇总，并向核发其《医疗机构执业许可证》的卫生行政部门报告。非限制使用级抗菌药物临床应用情况，每年报告一次；限制使用级和特殊使用级抗菌药物临床应用情况，每半年报告一次。

第三十四条 医疗机构应当充分利用信息化手段促进抗菌药物合理应用。

第三十五条 医疗机构应当对以下抗菌药物临床应用异常情况开展调查，并根据不同情况作出处理：

（一）使用量异常增长的抗菌药物；

（二）半年内使用量始终居于前列的抗菌药物；

（三）经常超适应证、超剂量使用的抗菌药物；

（四）企业违规销售的抗菌药物；

（五）频繁发生严重不良事件的抗菌药物。

第三十六条 医疗机构应当加强对抗菌药物生产、经营企业在本机构销售行为的管理，对存在不正当销售行为的企业，应当及时采取暂停进药、清退等措施。

第四章 监 督 管 理

第三十七条 县级以上卫生行政部门应当加强对本行政区域内医疗机构抗菌药物临床应用情况的监督检查。

第三十八条 卫生行政部门工作人员依法对医疗机构抗菌药物临床应用情况进行监督检查时，应当出示证件，被检查医疗机构应当予以配合，提供必要的资料，不得拒绝、阻碍和隐瞒。

第三十九条 县级以上地方卫生行政部门应当建立医疗机构抗菌药物临床应用管理评估制度。

第四十条 县级以上地方卫生行政部门应当建立抗菌药物临床应用情况排名、公布和诫勉谈话制度。对本行政区域内医疗机构抗菌药物使用量、使用率和使用强度等情况进行排名，将排名情况向本行政区域内医疗机构公布，并报上级卫生行政部门备案；对发生重大、特大医疗质量安全事件或者存在严重医疗质量安全隐患的各级各类医疗机构的负责人进行诫勉谈话，情况严重的予以通报。

第四十一条 县级卫生行政部门负责对辖区内乡镇卫生院、社区卫生服务中心（站）抗菌药物使用量、使用率等情况进行排名并予以公示。

受县级卫生行政部门委托，乡镇卫生院负责对辖区内村卫生室抗菌药物使用量、使用率等情况进行排名并予以公示，并向县级卫生行政部门报告。

第四十二条 卫生部建立全国抗菌药物临床应用监测网和全国细菌耐药监测网，对全国抗菌药物临床应用和细菌耐药情况进行监测；根据监测情况定期公布抗菌药物临床应用控制指标，开展抗菌药物临床应用质量管理与控制工作。

省级卫生行政部门应当建立本行政区域的抗菌药物临床应用监测网和细菌耐药监测网，对医疗机构抗菌药物临床应用和细菌耐药情况进行监测，开展抗菌药物临床应用质量管理与控制工作。

抗菌药物临床应用和细菌耐药监测技术方案由卫生部另行制定。

第四十三条　卫生行政部门应当将医疗机构抗菌药物临床应用情况纳入医疗机构考核指标体系；将抗菌药物临床应用情况作为医疗机构定级、评审、评价重要指标，考核不合格的，视情况对医疗机构作出降级、降等、评价不合格处理。

第四十四条　医疗机构抗菌药物管理机构应当定期组织相关专业技术人员对抗菌药物处方、医嘱实施点评，并将点评结果作为医师定期考核、临床科室和医务人员绩效考核依据。

第四十五条　医疗机构应当对出现抗菌药物超常处方3次以上且无正当理由的医师提出警告，限制其特殊使用级和限制使用级抗菌药物处方权。

第四十六条　医师出现下列情形之一的，医疗机构应当取消其处方权：

（一）抗菌药物考核不合格的；

（二）限制处方权后，仍出现超常处方且无正当理由的；

（三）未按照规定开具抗菌药物处方，造成严重后果的；

（四）未按照规定使用抗菌药物，造成严重后果的；

（五）开具抗菌药物处方牟取不正当利益的。

第四十七条　药师未按照规定审核抗菌药物处方与用药医嘱，造成严重后果的，或者发现处方不适宜、超常处方等情况未进行干预且无正当理由的，医疗机构应当取消其药物调剂资格。

第四十八条　医师处方权和药师药物调剂资格取消后，在六个月内不得恢复其处方权和药物调剂资格。

第五章　法　律　责　任

第四十九条　医疗机构有下列情形之一的，由县级以上卫生行政部门责令限期改正；逾期不改的，进行通报批评，并给予警告；造成严重后果的，对负有责任的主管人员和其他直接责任人员，给予处分：

（一）未建立抗菌药物管理组织机构或者未指定专（兼）职技术人员负责具体管理工作的；

（二）未建立抗菌药物管理规章制度的；

（三）抗菌药物临床应用管理混乱的；

（四）未按照本办法规定执行抗菌药物分级管理、医师抗菌药物处方权限管理、药师抗菌药物调剂资格管理或者未配备相关专业技术人员的；

（五）其他违反本办法规定行为的。

第五十条 医疗机构有下列情形之一的，由县级以上卫生行政部门责令限期改正，给予警告，并可根据情节轻重处以三万元以下罚款；对负有责任的主管人员和其他直接责任人员，可根据情节给予处分：

（一）使用未取得抗菌药物处方权的医师或者使用被取消抗菌药物处方权的医师开具抗菌药物处方的；

（二）未对抗菌药物处方、医嘱实施适宜性审核，情节严重的；

（三）非药学部门从事抗菌药物购销、调剂活动的；

（四）将抗菌药物购销、临床应用情况与个人或者科室经济利益挂钩的；

（五）在抗菌药物购销、临床应用中牟取不正当利益的。

第五十一条 医疗机构的负责人、药品采购人员、医师等有关人员索取、收受药品生产企业、药品经营企业或者其代理人给予的财物或者通过开具抗菌药物牟取不正当利益的，由县级以上地方卫生行政部门依据国家有关法律法规进行处理。

第五十二条 医师有下列情形之一的，由县级以上卫生行政部门按照《执业医师法》第三十七条的有关规定，给予警告或者责令暂停六个月以上一年以下执业活动；情节严重的，吊销其执业证书；构成犯罪的，依法追究刑事责任：

（一）未按照本办法规定开具抗菌药物处方，造成严重后果的；

（二）使用未经国家药品监督管理部门批准的抗菌药物的；

（三）使用本机构抗菌药物供应目录以外的品种、品规，造成严重后果的；

（四）违反本办法其他规定，造成严重后果的。

乡村医生有前款规定情形之一的，由县级卫生行政部门按照《乡村医师从业管理条例》第三十八条有关规定处理。

第五十三条 药师有下列情形之一的，由县级以上卫生行政部门责令限期改正，给予警告；构成犯罪的，依法追究刑事责任：

（一）未按照规定审核、调剂抗菌药物处方，情节严重的；

（二）未按照规定私自增加抗菌药物品种或者品规的；

（三）违反本办法其他规定的。

第五十四条 未经县级卫生行政部门核准，村卫生室、诊所、社区卫生服务站擅自使用抗菌药物开展静脉输注活动的，由县级以上地方卫生行政部门责令限期改正，给予警告；逾期不改的，可根据情节轻重处以一万元以下罚款。

第五十五条 县级以上地方卫生行政部门未按照本办法规定履行监管职责，造成严重后果的，对直接负责的主管人员和其他直接责任人员依法给予记大过、降级、撤职、开除等行政处分。

第五十六条 医疗机构及其医务人员违反《药品管理法》的，依照《药品管理法》的有关规定处理。

第六章 附 则

第五十七条 国家中医药管理部门在职责范围内负责中医医疗机构抗菌药物临床应

用的监督管理。

第五十八条　各省级卫生行政部门应当于本办法发布之日起3个月内，制定本行政区域抗菌药物分级管理目录。

第五十九条　本办法自2012年8月1日起施行。

附录四　医疗机构制剂配制监督管理办法(试行)

第一章　总　则

第一条　为加强医疗机构制剂配制的监督管理，根据《中华人民共和国药品管理法》(以下简称《药品管理法》)、《中华人民共和国药品管理法实施条例》(以下简称《药品管理法实施条例》)的规定，制定本办法。

第二条　医疗机构制剂的配制及其监督管理适用本办法。

第三条　医疗机构制剂配制监督管理是指(食品)药品监督管理部门依法对医疗机构制剂配制条件和配制过程等进行审查、许可、检查的监督管理活动。

第四条　国家食品药品监督管理局负责全国医疗机构制剂配制的监督管理工作。

省、自治区、直辖市(食品)药品监督管理部门负责本辖区医疗机构制剂配制的监督管理工作。

第五条　医疗机构配制制剂应当遵守《医疗机构制剂配制质量管理规范》。

第二章　医疗机构设立制剂室的许可

第六条　医疗机构配制制剂，必须具有能够保证制剂质量的人员、设施、检验仪器、卫生条件和管理制度。

第七条　医疗机构设立制剂室，应当向所在地省、自治区、直辖市(食品)药品监督管理部门提交以下材料：

(一)《医疗机构制剂许可证申请表》；

(二)实施《医疗机构制剂配制质量管理规范》自查报告；

(三)医疗机构的基本情况及《医疗机构执业许可证》副本复印件；

(四)所在地省、自治区、直辖市卫生行政部门的审核同意意见；

(五)拟办制剂室的基本情况，包括制剂室的投资规模、占地面积、周围环境、基础设施等条件说明，并提供医疗机构总平面布局图、制剂室总平面布局图(标明空气洁净度等级)；

制剂室负责人、药检室负责人、制剂质量管理组织负责人简历(包括姓名、年龄、性别、学历、所学专业、职务、职称、原从事药学工作年限等)及专业技术人员占制剂室工作人员的比例；

制剂室负责人、药检室负责人、制剂质量管理组织负责人应当为本单位在职专业人员，且制剂室负责人和药检室负责人不得互相兼任；

（六）拟配制剂型、配制能力、品种、规格；

（七）配制剂型的工艺流程图、质量标准（或草案）；

（八）主要配制设备、检测仪器目录；

（九）制剂配制管理、质量管理文件目录。

第八条　申请人应当对其申请材料的真实性负责。

第九条　省、自治区、直辖市（食品）药品监督管理部门收到申请后，应当根据下列情况分别作出处理：

（一）申请事项依法不属于本部门职权范围的，应当即时作出不予受理的决定，并告知申请人向有关行政机关申请；

（二）申请材料存在可以当场更正的错误的，应当允许申请人当场更正；

（三）申请材料不齐全或者不符合形式审查要求的，应当当场或者在 5 个工作日内发给申请人《补正材料通知书》，一次性告知申请人需要补正的全部内容，逾期不告知的，自收到申请材料之日起即为受理；

（四）申请材料齐全、符合形式审查要求，或者申请人按照要求提交全部补正材料的，予以受理。

省、自治区、直辖市（食品）药品监督管理部门受理或者不受理《医疗机构制剂许可证》申请的，应当出具加盖本部门受理专用印章并注明日期的《受理通知书》或者《不予受理通知书》。

第十条　省、自治区、直辖市（食品）药品监督管理部门应当自收到申请之日起 30 个工作日内，按照国家食品药品监督管理局制定的《医疗机构制剂许可证验收标准》组织验收。验收合格的，予以批准，并自批准决定作出之日起 10 个工作日内向申请人核发《医疗机构制剂许可证》；验收不合格的，作出不予批准的决定，书面通知申请人并说明理由，同时告知申请人享有依法申请行政复议或者提起行政诉讼的权利。

省、自治区、直辖市（食品）药品监督管理部门验收合格后，应当自颁发《医疗机构制剂许可证》之日起 20 个工作日内，将有关情况报国家食品药品监督管理局备案。

第十一条　省、自治区、直辖市（食品）药品监督管理部门应当在办公场所公示申请《医疗机构制剂许可证》所需的事项、依据、条件、期限、需要提交的全部材料的目录和申请书示范文本等。

省、自治区、直辖市（食品）药品监督管理部门颁发《医疗机构制剂许可证》的有关决定，应当予以公开，公众有权查阅。

第十二条　省、自治区、直辖市（食品）药品监督管理部门在对医疗机构制剂室开办申请进行审查时，应当公示审批过程和审批结果。申请人和利害关系人可以对直接关系其重大利益的事项提交书面意见进行陈述和申辩。

第十三条　医疗机构设立制剂室的申请，直接涉及申请人与他人之间重大利益关系的，省、自治区、直辖市（食品）药品监督管理部门应当告知申请人、利害关系人享有申请听证的权利。

在核发《医疗机构制剂许可证》的过程中，省、自治区、直辖市（食品）药品监督管理部门认为涉及公共利益的重大许可事项，应当向社会公告，并举行听证。

第十四条　医疗机构不得与其他单位共用配制场所、配制设备及检验设施等。

第三章　《医疗机构制剂许可证》的管理

第十五条　《医疗机构制剂许可证》分正本和副本。正、副本具有同等法律效力，有效期为 5 年。

《医疗机构制剂许可证》格式由国家食品药品监督管理局统一规定。

第十六条　《医疗机构制剂许可证》是医疗机构配制制剂的法定凭证，应当载明证号、医疗机构名称、医疗机构类别、法定代表人、制剂室负责人、配制范围、注册地址、配制地址、发证机关、发证日期、有效期限等项目。其中由(食品)药品监督管理部门核准的许可事项为：制剂室负责人、配制地址、配制范围、有效期限。证号和配制范围按国家食品药品监督管理局规定的编号方法和制剂类别填写。

第十七条　《医疗机构制剂许可证》变更分为许可事项变更和登记事项变更。

许可事项变更是指制剂室负责人、配制地址、配制范围的变更。

登记事项变更是指医疗机构名称、医疗机构类别、法定代表人、注册地址等事项的变更。

第十八条　医疗机构变更《医疗机构制剂许可证》许可事项的，在许可事项发生变更前 30 日，向原审核、批准机关申请变更登记。原发证机关应当自收到变更申请之日起 15 个工作日内作出准予变更或者不予变更的决定。

医疗机构增加配制范围或者改变配制地址的，应当按本办法第七条的规定提交材料，经省、自治区、直辖市(食品)药品监督管理部门验收合格后，依照前款办理《医疗机构制剂许可证》变更登记。

第十九条　医疗机构变更登记事项的，应当在有关部门核准变更后 30 日内，向原发证机关申请《医疗机构制剂许可证》变更登记，原发证机关应当在收到变更申请之日起 15 个工作日内办理变更手续。

第二十条　《医疗机构制剂许可证》变更后，原发证机关应当在《医疗机构制剂许可证》副本上记录变更的内容和时间，并按变更后的内容重新核发《医疗机构制剂许可证》正本，收回原《医疗机构制剂许可证》正本。

第二十一条　《医疗机构制剂许可证》有效期届满需要继续配制制剂的，医疗机构应当在有效期届满前 6 个月，向原发证机关申请换发《医疗机构制剂许可证》。

原发证机关结合医疗机构遵守法律法规、《医疗机构制剂配制质量管理规范》和质量体系运行情况，按照本办法关于设立医疗机构制剂室的条件和程序进行审查，在《医疗机构制剂许可证》有效期届满前作出是否准予换证的决定。符合规定准予换证的，收回原证，换发新证；不符合规定的，作出不予换证的书面决定，并说明理由，同时告知申请人享有依法申请行政复议或者提起行政诉讼的权利；逾期未作出决定的，视为同意换证，并办理相应手续。

第二十二条　医疗机构终止配制制剂或者关闭的，由原发证机关缴销《医疗机构制剂许可证》，同时报国家食品药品监督管理局备案。

第二十三条　遗失《医疗机构制剂许可证》的，持证单位应当在原发证机关指定的媒体上登载遗失声明并同时向原发证机关申请补发。遗失声明登载满 1 个月后原发证机关在 10 个工作日内补发《医疗机构制剂许可证》。

第二十四条　医疗机构制剂室的药检室负责人及质量管理组织负责人发生变更的，应当在变更之日起 30 日内将变更人员简历及学历证明等有关情况报所在地省、自治区、直辖市（食品）药品监督管理部门备案。

第二十五条　医疗机构制剂室的关键配制设施等条件发生变化的，应当自发生变化之日起 30 日内报所在地省、自治区、直辖市（食品）药品监督管理部门备案，省、自治区、直辖市（食品）药品监督管理部门根据需要进行检查。

第二十六条　省、自治区、直辖市（食品）药品监督管理部门应当将上年度《医疗机构制剂许可证》核发、变更、换发、缴销、补办等办理情况，在每年 3 月底前汇总报国家食品药品监督管理局。

第二十七条　任何单位和个人不得伪造、变造、买卖、出租、出借《医疗机构制剂许可证》。

第四章　"医院"类别医疗机构中药制剂委托配制的管理

第二十八条　经省、自治区、直辖市（食品）药品监督管理部门批准，具有《医疗机构制剂许可证》且取得制剂批准文号，并属于"医院"类别的医疗机构的中药制剂，可以委托本省、自治区、直辖市内取得《医疗机构制剂许可证》的医疗机构或者取得《药品生产质量管理规范》认证证书的药品生产企业配制制剂。委托配制的制剂剂型应当与受托方持有的《医疗机构制剂许可证》或者《药品生产质量管理规范》认证证书所载明的范围一致。

未取得《医疗机构制剂许可证》的"医院"类别的医疗机构，在申请中药制剂批准文号时申请委托配制的，应当按照《医疗机构制剂注册管理办法》的相关规定办理。

第二十九条　委托方按照本办法第三十三条的规定向所在地省、自治区、直辖市（食品）药品监督管理部门提交中药制剂委托配制的申请材料；省、自治区、直辖市（食品）药品监督管理部门参照本办法第九条的规定进行受理。

第三十条　省、自治区、直辖市（食品）药品监督管理部门应当自申请受理之日起 20 个工作日内，按照本章规定的条件对申请进行审查，并作出决定。

经审查符合规定的，予以批准，并自书面批准决定作出之日起 10 个工作日内向委托方发放《医疗机构中药制剂委托配制批件》；不符合规定的，书面通知委托方并说明理由，同时告知其享有依法申请行政复议或者提起行政诉讼的权利。

第三十一条　《医疗机构中药制剂委托配制批件》有效期不得超过该制剂批准证明文件载明的有效期限。在《医疗机构中药制剂委托配制批件》有效期内，委托方不得再行委托其他单位配制该制剂。

第三十二条　《医疗机构中药制剂委托配制批件》有效期届满，需要继续委托配制的，委托方应当在有效期届满 30 日前办理委托配制的续展手续。

委托配制合同终止的，《医疗机构中药制剂委托配制批件》自动废止。

第三十三条　申请制剂委托配制应当提供以下资料：

（一）《医疗机构中药制剂委托配制申请表》；

（二）委托方的《医疗机构制剂许可证》、制剂批准证明文件复印件；

（三）受托方的《药品生产许可证》、《药品生产质量管理规范》认证证书或者《医疗机构制剂许可证》复印件；

（四）委托配制的制剂质量标准、配制工艺；

（五）委托配制的制剂原最小包装、标签和使用说明书实样；

（六）委托配制的制剂拟采用的包装、标签和说明书式样及色标；

（七）委托配制合同；

（八）受托方所在地设区的市级（食品）药品监督管理机构组织对受托方技术人员，厂房（制剂室）、设施、设备等生产条件和能力，以及质检机构、检测设备等质量保证体系考核的意见。

委托配制申请续展应当提供以下资料：

（一）委托方的《医疗机构制剂许可证》、制剂批准证明文件复印件；

（二）受托方的《药品生产许可证》、《药品生产质量管理规范》认证证书或者《医疗机构制剂许可证》复印件；

（三）前次批准的《医疗机构中药制剂委托配制批件》；

（四）前次委托配制期间，配制及制剂质量情况的总结；

（五）与前次《医疗机构中药制剂委托配制批件》发生变化的证明文件。

第三十四条　委托配制制剂的质量标准应当执行原批准的质量标准，其处方、工艺、包装规格、标签及使用说明书等应当与原批准的内容相同。在委托配制的制剂包装、标签和说明书上，应当标明委托单位和受托单位名称、受托单位生产地址。

委托单位取得《医疗机构中药制剂委托配制批件》后，应当向所在地的设区的市级以上药品检验所报送委托配制的前三批制剂，经检验合格后方可投入使用。

第三十五条　委托方对委托配制制剂的质量负责；受托方应当具备与配制该制剂相适应的配制与质量保证条件，按《药品生产质量管理规范》或者《医疗机构制剂配制质量管理规范》进行配制，向委托方出具批检验报告书，并按规定保存所有受托配制的文件和记录。

第三十六条　省、自治区、直辖市（食品）药品监督管理部门对制剂委托配制申请进行审查时，应当参照执行本办法第十一条至第十三条的有关规定。

第三十七条　省、自治区、直辖市（食品）药品监督管理部门应当将制剂委托配制的批准情况报国家食品药品监督管理局。

第五章　监 督 检 查

第三十八条　本办法规定的监督检查的主要内容是医疗机构执行《医疗机构制剂配

制质量管理规范》的情况、《医疗机构制剂许可证》换发的现场检查以及日常的监督检查。

第三十九条 省、自治区、直辖市(食品)药品监督管理部门负责本辖区内医疗机构制剂配制的监督检查工作,应当建立实施监督检查的运行机制和管理制度,确定设区的市级(食品)药品监督管理机构和县级(食品)药品监督管理机构的监督检查职责。

国家食品药品监督管理局可以根据需要组织对医疗机构制剂配制进行监督检查,同时对省、自治区、直辖市(食品)药品监督管理部门的监督检查工作情况进行监督和抽查。

第四十条 各级(食品)药品监督管理部门组织监督检查时,应当制订检查方案,明确检查标准,如实记录现场检查情况,提出整改内容及整改期限,检查结果以书面形式告知被检查单位,并实施追踪检查。

第四十一条 监督检查时,医疗机构应当提供有关情况和材料:

(一)实施《医疗机构制剂配制质量管理规范》自查情况;

(二)《医疗机构执业许可证》、《医疗机构制剂许可证》;

(三)药检室和制剂质量管理组织负责人以及主要配制条件、配制设备的变更情况;

(四)制剂室接受监督检查及整改落实情况;

(五)不合格制剂被质量公报通告后的整改情况;

(六)需要审查的其他材料。

第四十二条 监督检查完成后,(食品)药品监督管理部门在《医疗机构制剂许可证》副本上载明检查情况,并记载以下内容:

(一)检查结论;

(二)配制的制剂是否发生重大质量事故,是否有不合格制剂受到药品质量公报通告;

(三)制剂室是否有违法配制行为及查处情况;

(四)制剂室当年是否无配制制剂行为。

第四十三条 医疗机构制剂配制发生重大质量事故,必须立即报所在地省、自治区、直辖市(食品)药品监督管理部门和有关部门,省、自治区、直辖市(食品)药品监督管理局部门应当在 24 小时内报国家食品药品监督管理局。

第四十四条 (食品)药品监督管理部门实施监督检查,不得妨碍医疗机构的正常配制活动,不得索取或者收受医疗机构的财物,不得谋取其他利益。

第四十五条 任何单位和个人发现医疗机构进行违法配制的活动,有权向(食品)药品监督管理部门举报,接受举报的(食品)药品监督管理部门应当及时核实、处理。

第四十六条 有《中华人民共和国行政许可法》(以下简称《行政许可法》)第七十条情形之一的,原发证机关应当依法注销《医疗机构制剂许可证》。

省、自治区、直辖市(食品)药品监督管理部门注销《医疗机构制剂许可证》的,应当自注销之日起 5 个工作日内通知有关部门,并报国家食品药品监督管理局备案。

第六章　法 律 责 任

第四十七条　有《行政许可法》第六十九条规定情形的，国家食品药品监督管理局或者省、自治区、直辖市（食品）药品监督管理部门根据利害关系人的请求或者依据职权，可以撤销《医疗机构制剂许可证》。

第四十八条　申请人隐瞒有关情况或者提供虚假材料申请《医疗机构制剂许可证》的，省、自治区、直辖市（食品）药品监督管理部门不予受理或者不予批准，并给予警告，申请人在 1 年内不得再申请。

申请人提供虚假材料取得《医疗机构制剂许可证》的，省、自治区、直辖市（食品）药品监督管理部门应当吊销其《医疗机构制剂许可证》，并处 1 万元以上 3 万元以下的罚款，申请人在 5 年内不得再申请。

第四十九条　未取得《医疗机构制剂许可证》配制制剂的，按《药品管理法》第七十三条的规定给予处罚。

第五十条　（食品）药品监督管理部门对不符合法定条件的单位发给《医疗机构制剂许可证》的，按《药品管理法》第九十四条规定给予处罚。

第五十一条　未经批准擅自委托或者接受委托配制制剂的，对委托方和受托方均依照《药品管理法》第七十四条的规定给予处罚。

第五十二条　医疗机构违反本办法第十九条、第二十四条规定的，由所在地省、自治区、直辖市（食品）药品监督管理部门责令改正。

医疗机构违反本办法第二十五条规定的，由所在地省、自治区、直辖市（食品）药品监督管理部门给予警告，责令限期改正；逾期不改正的，可以处 5000 元以上 1 万元以下的罚款。

第五十三条　在实施本办法规定的行政许可中违反相关法律、法规的，按有关法律、法规处理。

第七章　附　　则

第五十四条　本办法由国家食品药品监督管理局负责解释。

第五十五条　本办法自 2005 年 6 月 1 日起施行。

主要参考书目

1. 李德爱. 医院药事管理学. 北京：人民卫生出版社，2004
2. 常明，陆进. 医院药学工作规范指南. 北京：化学工业出版社，2004.3
3. 李大魁. 优良药房工作规范. 北京：人民卫生出版社，2005
4. 李焕德. 临床药学. 北京：中国医药科技出版社，2007
5. 彭丽红. 医院药学概要. 北京：人民卫生出版社，2008
6. 张明淑. 医院药学概要. 北京：人民卫生出版社，2009
7. 高清芳，等. 临床药师工作指南. 北京：人民卫生出版社，2009
8. 胡晋红. 医院药学. 第3版. 上海：第二军医大学出版社，2010
9. 张淑慧，等. 医院药学管理规范. 北京：中国医药科技出版社，2010
10. 张静华. 医院药学. 北京：中国医药科技出版社，2011
11. 孙春华，封宇飞. 医院药师调剂手册. 北京：中国医药科技出版社，2011
12. 刘燕，吴美珠. 优良药房工作实务. 北京：化学工业出版社，2011
13. 国家食品药品监督管理局执业药师资格认证中心. 药学综合知识与技能. 北京：中国医药科技出版社，2012
14. 蔡卫民. 临床药学理论与实践. 北京：人民卫生出版社，2012